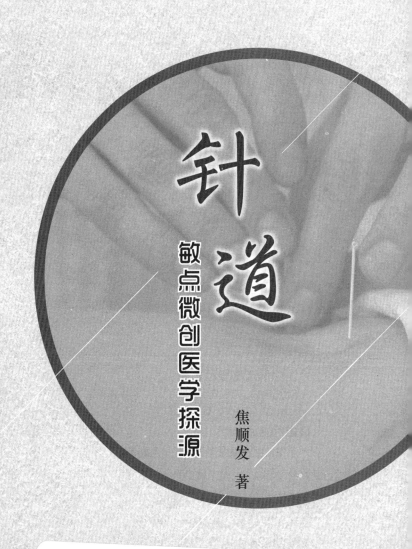

针道

敏点微创医学探源

焦顺发 著

U0335405

中国中医药出版社

· 北 京 ·

图书在版编目（CIP）数据

针道：敏点微创医学探源 / 焦顺发 著 . —北京：中国中医药出版社，2019.7

ISBN 978 – 7 – 5132 – 3855 – 7

Ⅰ . ①针… Ⅱ . ①焦… Ⅲ . 针灸疗法 Ⅳ . ① R245

中国版本图书馆 CIP 数据核字（2016）第 307786 号

中国中医药出版社出版

北京经济技术开发区科创十三街 31 号院二区 8 号楼

邮政编码 100176

传真 010-64405750

河北省武强县画业有限责任公司印刷

各地新华书店经销

开本 787×1092 1/16 印张 16 彩插 0.25 字数 257 千字

2019 年 7 月第 1 版 2019 年 7 月第 1 次印刷

书号 ISBN 978 – 7 – 5132 – 3855 – 7

定价 59.00 元

网址 www.cptcm.com

社 长 热 线 010-64405720

购 书 热 线 010-89535836

维 权 打 假 010-64405753

微信服务号 zgzyycbs

微商城网址 https：//kdt.im/LIdUGr

官 方 微 博 http：//e.weibo.com/cptcm

天猫旗舰店网址 https：//zgzyycbs.tmall.com

前言

中国古代医学家们早在上古时期即开始探索和应用"敏点刺敏感物"治病，因持续的临床实践和广泛、深入的研究而得到很大发展。遗憾的是因后代医学家们对原文解读有误和认定不同，使其支离破碎或变异发展。我对原文的解读和研究已历经 40 多年，并明确认识到其中的精髓和核心理论，力争使其恢复真意。一是将不同时代的重要论述，科学有序地对接，形成"脑神筋（经）系统"；二是将中国古代医学家们留下的"敏点刺敏感物"治病的理论及经验，升华成理论科学、方法绝妙、疗效神奇的"敏点微创医学"。特呈献给同仁，敬请各位同仁探讨和指点。

焦顺发

2018 年 8 月 18 日于美国加州

目 录

针道

目录

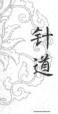

针道

目录

针道

敏点微创医学探源

针道

——敏点微创医学探源—

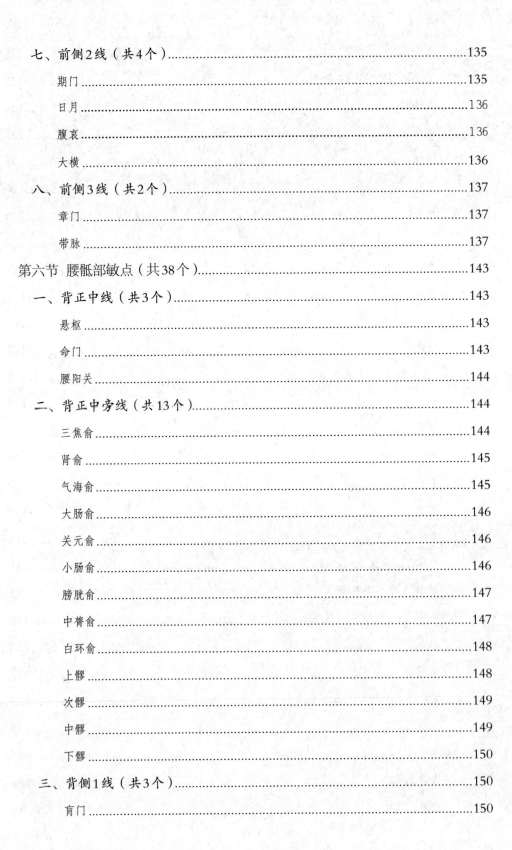

针道

目录

13

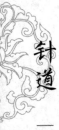

针
道

目
录

15

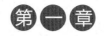

第一章

敏点微创医学的起源与变迁

第一节　手指按压敏点治病

　　远古时期，中国古人即在人的躯肢上发现了敏点（除主观感觉疼痛外，用手指按压也可出现疼痛），用手指按压这些敏点，可使一些病痛减轻。如胃部疼痛在中脘按压可缓解。后来，这类经验演变成按压敏点治病，于后世又得到传承和弘扬。当代的按摩推拿疗法，即是在中国古代按压敏点治病的基础上发展、演变而成的。

第二节 针刺、火灸敏点治病

古人在手指按压治病的过程中，发现在一个点按压的力量大，疗效相对较好。因手指比较粗，人的力量有限，所以在单位面积内的压强是比较小的。由此，古人想到用比手指细的尖状物按压。手持尖状物按压的力量相等，对一个点来说，压强就相对变大。后来，尖状物变得太尖了，有时即可刺破皮肤。但刺破皮肤后，有时会出现明显反应和较好疗效。此后，有人即用尖状物专门刺破皮肤治病。这就是针刺敏点治病的开始。经过长时间的临床应用，尖状物主要往细小的方向发展，最终出现了微针。在此期间，古人也开展了火灸敏点治病。

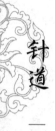

第三节 "微针刺敏感物"治病

远古时期，中国古代医学家们运用微针在敏点刺躯肢深层的"敏感物"治病，已经积累了丰富经验。"微针刺敏感物"治病，开创了科学治病的先河，是中医学的一大创举，对中医学和世界医学都有重大而深远的影响。

医学家们将微针从敏点刺入，一旦刺中深层的"敏感物"，即可获得疗效。由于对一些疾病有显著疗效而得到长足发展，并在临床上广泛应用，大力弘扬。

几千年过去了，历史变迁，沧海桑田。现存的针灸经典医籍中，"微针刺敏感物"治病的描记，仍然清晰可见。《灵枢·九针十二原》曰："粗守形，上守神。神乎神，客在门。未睹其疾，恶知其原？刺之微，在速迟。粗守关，上守机，机之动，不离其空，空中之机，清静而微。其来不可逢，其往不可追。知机之道者，不可挂以发，不知机道，叩之不发。知其往来，要与之期。粗之暗乎，妙哉！工独有之。"即是部分佐证。

这两段经文，是几千年前的科研成果，问世后迅速传承。但历代医学家们对其的解读或认定均有不同。

《灵枢·小针解》曰："粗守形者，守刺法也。上守神者，守人之血气有余不足，可补泻也。神客者，正邪共会也。神者，正气也。客者，邪气也。在门者，邪循正气之所出入也。未睹其疾者，先知邪正何经之疾也。恶知其原者，先知何经之病，所取之处也。

刺之微在数迟者，徐疾之意也。粗守关者，守四肢而不知血气正邪之往来也。上守机者，知守气也。机之动不离其空中者，知气之虚实，用针之徐疾也。空中之机清静以微者，针以得气，密意守气勿失也。其来不可逢者，气盛不可补也。其往不可追也，气虚不可泻也。不可挂以发者，言气易失也。扣之不发者，言不知补泻之意也，血气已尽而气不下也。知其往来者，知气之逆顺盛虚也。要与之期者，知气之可取之时也。

粗之暗者，冥冥不知气之微密也。妙哉工独有之者，尽知针意也。"[1]

---

[1] 南京中医学院中医系.黄帝内经灵枢译释.上海：上海科学技术出版社，1986.

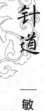

针道
——
敏点微创医学探源
——

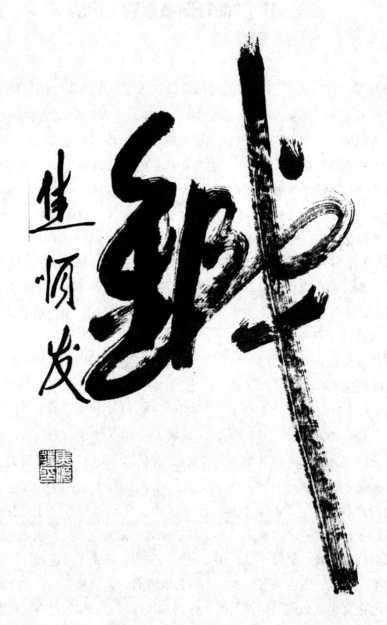

生顺发

《小针解》的解读被后世医学家们视为经典解读。直到当代依然以《小针解》的解读为据。由此，两段经文的含义即变成了《小针解》破解之意。

但后世对《小针解》的破解偏误很大，根本代表不了两段经文的真实含义。由此使"微针刺敏感物"治病变得悬疑迭起，深不可测。

根据我的研究证明，"粗守形，上守神"是巨大科研成果。即是说平庸的医师只知道针刺"形"治病，而高明的医师，则知道在"形"中刺"神"治病。原文没有说清"形"和"神"是什么，后来总结出三句经文解读"粗守形，上守神"。

"神乎神，客在门"，即是说"神"非常神奇，就像尊贵的客人位于"形"之中。

"未睹其疾，恶知其原"，即是说没有看见疾病，还能知道发病原因。其明确告知，"神"位于"形"中，可用微针刺中从而治疗疾病。

"刺之微，在速迟"，即是说针刺神的微小差别，只有快慢之分。确切的意思是说，"神"是能被针刺中之物，技术的好坏，只有快慢之差。

这三句经文，说清了"神"位于"形"之中，被针刺中后能治疗疾病。

早在几千年前，中国古代医学家们即在"形"中刺"神"治病。"神"就是位于"形"中的"敏感物"。

"粗守关，上守机"，又是一个伟大的科研成果。即是说，平庸的医师只知道刺"关"治病，而高明的医师，则知道在"关"中刺"机"治病。后来又研究出一系列科研成果，论述"机"的特征和实质。

"机之动，不离其空。空中之机，清静而微。其来不可逢，其往不可追"，这三句经文，体现的是三个科研成果。

"机之动，不离其空"，即是说"机"的活动从来不离开它的空间。

"空中之机，清静而微"，即是解剖所见"机"的外表非常宁静，仅有微微之动。

"其来不可逢，其往不可追"，即是说，其内部传递着快速往来的信息，主观不能控制。

这几个成果可了不得，因其证明中国古代医学家们早在几千年前，就解剖研究被刺的"机"。发现"机"的活动从来不离开它的空间。从外表看非常宁静，但内部却快速传递着出入往来的信息，主观又不能控制。这些成果只有结果，没

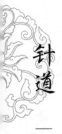

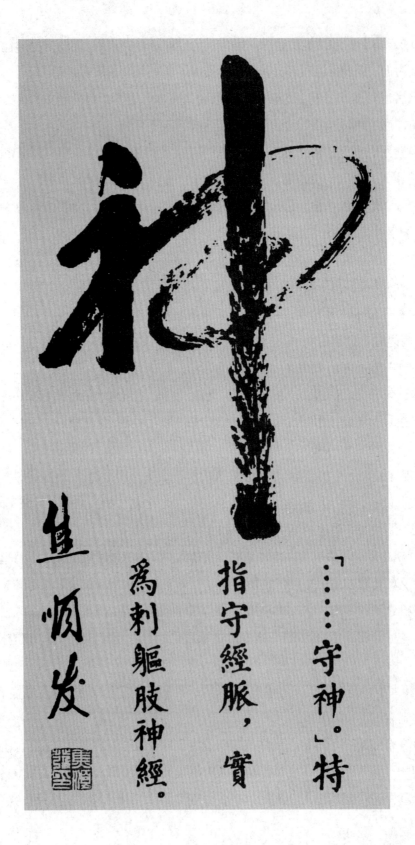

"……守神"。特指守經脈，實為刺軀肢神經。

焦順發

有描述研究方法。中国古代医学家们是用什么方法发现其内部快速传递往来信息的，不得而知。"其来不可逢，其往不可追。"精彩绝伦，妙不可言。两句话，仅有10个比较普通的字，就将"机"内部快速、自由传递出入信息的功能表述得如此准确。令我激动不已，感慨万千。古代中国医学能有如此高的水平，真是令人刮目相看。

"知机之道者，不可挂以发，不知机道，叩之不发。知其往来，要与之期"，三句话，又是三个意思。

"知机之道者，不可挂以发"，即是说知道机的要害，就易刺中他。

"不知机道，叩之不发"，即是说不懂机的要害，乱刺是刺不中的。

"知其往来，要与之期"，即是说知道"机"的来龙去脉，就能达到预期目的。

"粗之暗乎，妙哉！工独有之"，即是说平庸的医师，什么也看不见。真奇妙，只有高明的医师，才能明白这一切。

由此可知，"机"也是位于躯肢的"敏感物"。

以上经文可知，中国古代医学家们，用针刺的方法探明位于躯肢的"神""机"是"敏感物"，这是伟大的发现和巨大的科研成果。将"神"和"机"说的如此清楚，讲的如此明白。真是神来之笔，绝！

我先讲一段经文，可能对此会体会更加深刻。《针灸甲乙经·针道第四》曰："形乎形，目冥冥。扪其所痛，索之于经，慧然在前；按之弗得，不知其情，故曰形。"

"形乎形，目冥冥"，即是说"形"很难看清。因为冥有闭眼之意。

"扪其所痛，索之于经，慧然在前"，即是说用手指按压能出现疼痛、用手指按压能探索到"经"，"形"是什么就慧然在眼前了。

"按之弗得，不知其情，故曰形"，即是说用手指按压什么也没有得到，不知道情况，就称其为"形"。

"经"字的出现，太奇妙了！太可贵了！因为"粗守形，上守神"即是说在形中刺"神"治病。而在"形"中用手指按压，又能探索出"经"。说明在"形"中刺的不仅是"神"，而且也是"经"。其证明，中国古代医学家们早在几千年前就用微针在敏点刺深层的"神、经"治病。也可以说在"形"中刺的"神"也称"经"，或者说在"形"中就是刺"神经"治病。

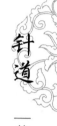

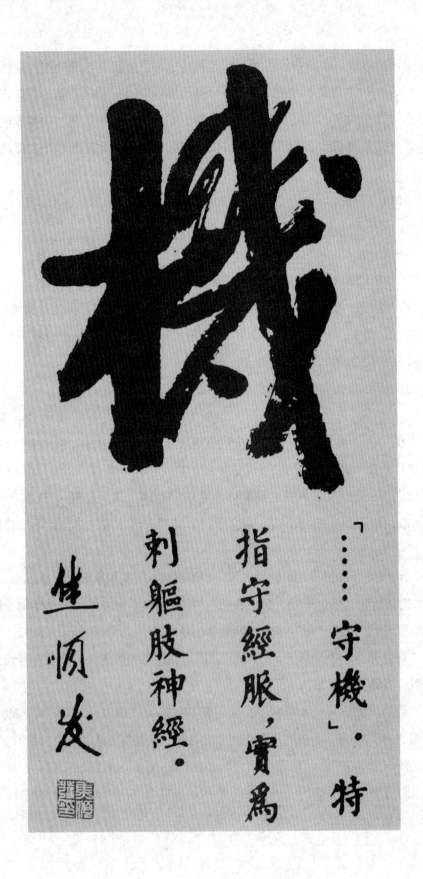

機

「……守機」，特指守經脈，實為刺軀肢神經。

焦顺发

因在"形"中用手指按压除能出现疼痛外，还能摸到索条状物，特称其为"经"。说明"经"是"索条状物"，在表浅的部位可用手指按压住，并可出现疼痛。

我再讲一段经文，可能会加深这种认识。《素问·针解》曰："经气已至，慎守勿失，"即是说用针刺中"经"即可出现"气至"，简称"经气至"。这句经文太重要了！不仅是一个伟大的发现，而且是一个伟大的科研成果。因过去只知道针刺"经"治病，现在已知道将针刺在"经"上出现"气至"后治病。

"深浅在志，近远如一"，即是说被针刺的"经"，在躯肢的深浅不同，针刺的近远都由自己决定，只要刺中"经"即可。

"如临深渊，手如握虎"，即是说"经"很难刺，一旦刺中，千万不要再动了。

"必正其神，令气易行也"，即是说一旦刺中"经"，必须全神贯注保持"气至"。

这段经文真是妙语连珠，精彩绝伦。即便在今天读这段经文，依然感慨万千，激情四溢。特别是有医学知识，懂神经解剖和生理学的人，更能体会到中国古代医学家们发现"经气至"的意义和价值。对"经气至"的更多论述，详见第六章"悟'气至'"。

后来，对"经"的结构和特征也有重大发现和描记。在躯肢被刺的是"经"，多条经聚合（会合）后称"大经"。《灵枢·癫狂》曰："刺项大经之大杼脉。"句中的"大经"即是上肢的多条"经"会合后在项后形成的"大经"。

"大经"和其他"经"进入脊椎管后形成了"奇经"。如《素问·骨空论》，王冰注解督脉时说："督脉，亦奇经也。"即是佐证。

"大经""奇经"的出现，使"经"有了系统化的概念。

《针灸甲乙经·卷三》曰："大椎在第一椎陷者中，三阳、督脉之会。"此论述进一步完善了上述论断。因"大椎在第一椎陷者中"即指第七颈椎棘突下的陷者中，此处直下的脊髓正是颈膨大的下缘，也是上肢多条经汇聚之处。"三阳、督脉之会"即是上肢和下肢（下肢的三阳经，先会于"悬枢"在脊髓往上到"大椎"处）的三条阳经和督脉相会之处，也就是"大经"和"奇经"相会之处。

以上讲的就是在"敏点"处用微针刺"敏感物"治病。针刺的敏感物，主要指"神""机""经"或称"神经"。在那么古老的时代，中国古代医学家们，不仅能针刺"神、机、经、神经"治病，而且还发现了"神经系统"的框架结构，真是石破天惊！

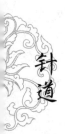

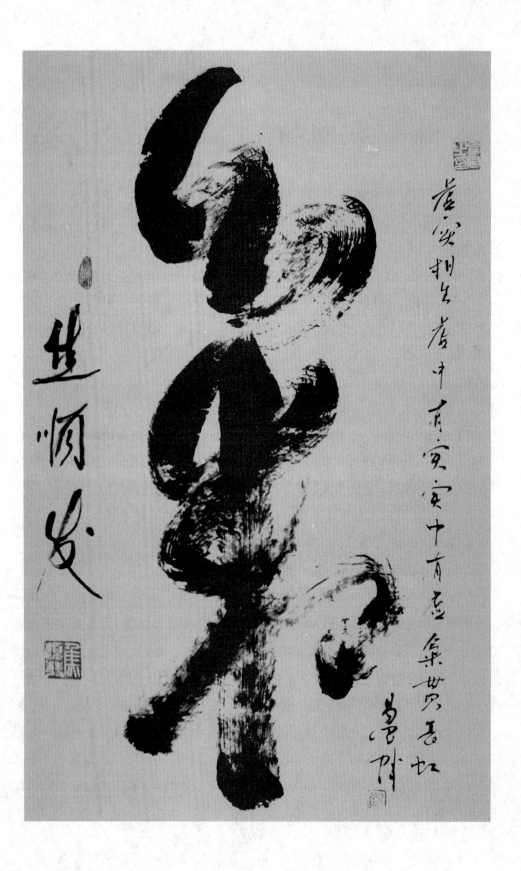

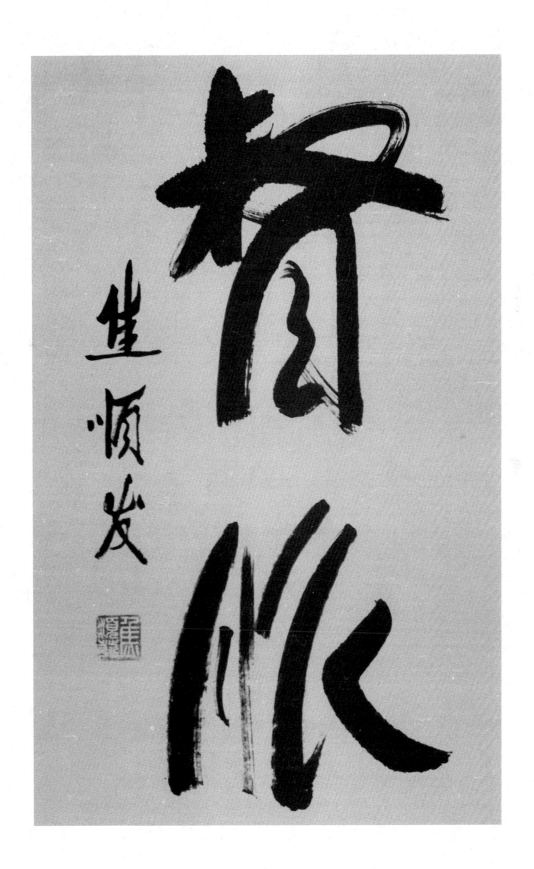

崔顺发

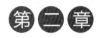

第二章

脑神筋（经）系统

中国古代医学家们不仅开创了用微针刺躯肢的"神、机、经"或"神经"治病的先河，而且开启了探索"神、机、经"或"神经"的大门，并进行了全方位、多角度的研究，取得了巨大的成就。但在前进的过程中出现了"筋"字，并开始探索、研究，又用了很长的时间，发现了"脑筋系统"。最后的发现使"神、机、经、神经、筋"等又融合成"脑神筋（经）系统"。现概述于后。

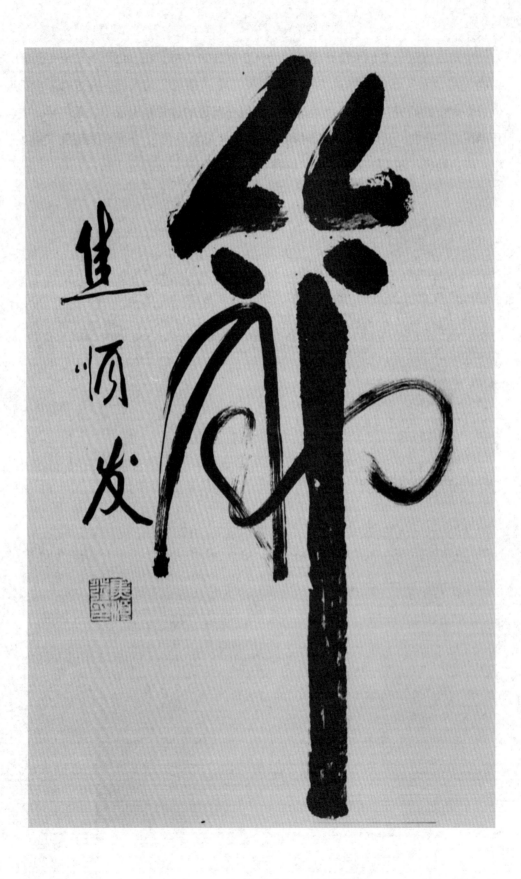

第一节 脑神筋（经）系统的初始

早在几千年前，中国古代医学家们即研究发现了人脊髓和脑的胚胎。《灵枢·经脉》曰："人始生，先成精，精成而脑髓生。"即是佐证。

"人始生，先成精"，即是说人开始形成时，先是男女性交，形成受精卵，简称"精"。

"精成而脑髓生"，即是说受精卵形成后，很快即形成脑和脊髓的胚胎。时隔几千年后，现代医学研究证明，妇女怀孕第8周已形成脑和脊髓的胚胎。两者的描述和结论类同或相似。在人体解剖博物馆，观察脑和脊髓胚胎，要在显微镜下才能看清。而中国古代医学家们早在几千年前便有相关研究和记载。

"人始生，先成精，精成而脑髓生"，就像一座丰碑，永远纪念着中国古代医学家们的丰功伟绩。

然而更值得深究的是，中国古代医学家们，为什么早在几千年前就探索、研究脑和脊髓胚胎呢？为什么又能发现脑和脊髓的胚胎呢？又是用什么方法看见脑和脊髓胚胎的呢？因为胚胎太小，人的肉眼根本看不见，难道在当时还有显微镜或类似之物？这是个谜团。

有一点可以肯定的是，医学家是为了寻求"神、机、经"的实质，而开始研究的。最终出现了"人始生，先成精；精成而脑髓生"。其证明了被针刺的"神、机、经"或"神经"，皆是脑和脊髓发育、成长而形成的。中国古代医学家们早在几千年前就发现了脑和脊髓的胚胎，真是不可思议，但又是事实。真奇妙！太精彩了！

《灵枢·经脉》篇紧接着就描述了"骨为干，脉为营，筋为刚，肉为墙，皮肤坚而毛发长"。

这段经文也很重要，其意是胎儿的胚胎形成后，在躯肢主要有骨、脉、筋、肉和皮肤五种组织。

"骨为干"，即是说骨为人的支架，没有骨，人即不能成形。

"脉为营"，即是说脉管里的血能营养全身。

"筋为刚"，即是说筋能使人的躯肢变得坚强有力，因为刚有坚强之意。

"肉为墙"，即是说肉为躯肢的墙，只有躯肢变得坚强才能为墙。

"皮肤坚而毛发长"，即是说皮肤非常坚韧，而且有长发。

这段经文出现后，历代医家在临床上对五种组织分别开展针刺治疗，观察疗效。其中对"脉"和"筋"的研究比较深入。其后又发现了"心血脉系统"和"脑神筋（经）系统"的雏形。遗憾的是后代医学家们，因解读原文有误或认定不同，使其真意一直尘封在经典医籍中。

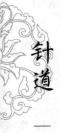

第二节 脑神筋（经）系统的雏形

《素问·五脏生成》曰："心之合脉也……诸血者皆属于心。"即是"心血脉系统"的雏形。因全身的"脉"都合于心，全身的血又属于心。所以说是"心血脉系统"的雏形。《素问·五脏生成》用摆事实，讲道理的方法说清楚了这个问题。但很多人，深陷在"五合"和"五属"中，不能自拔。使"心血脉系统"的雏形一直尘封在《素问·五脏生成》中。

"诸髓者皆属于脑，诸筋者皆属于节"，即是说脊髓的诸节段皆属于脑。位于躯肢的"筋"皆属于节。这个"节"是位于"髓"旁的细丝。这样就将躯肢的"筋"，通过髓旁的"节"，与髓和脑连成了系统。这就是"脑筋系统"的雏形。后世医学家因解读或认定有偏误，使其一直尘封在经文中。王冰在解读时说："筋气之坚结者，皆络于骨节之间也。"《素问·宣明五气》曰："久行伤筋。"由此明诸筋皆属于节也，这个解读影响很大，历代医家因此一直认为"节"是骨关节等。由此，使"筋"也解读成"肌腱、韧带"。但是，"脑筋"这个词，人们的印象很深。武术界留下了"洗髓经""易筋经"和"点穴擒拿术"。到现在常说"老脑筋、死脑筋、脑筋不会拐弯、伤筋动骨、壮筋强骨"等，就是"脑筋系统"雏形的印迹。

第三节 脑神筋(经)系统的组织结构

"节之交三百六十五会",该句经文不仅证明了"节"是位于髓旁的细丝,而且通过多次交叉形成了躯肢的三百六十五个针刺点直下的会。"节"只能是位于髓旁的细丝,才能多次交叉形成躯肢的三百六十五个会。反之,则不然。

"节之交三百六十五会"的出现可了不得。因其不仅使"脑筋系统"的结构更加完善,而且也证明了中国古代医学家们在敏点刺敏感物治病,就是通过针刺髓旁的"节"交叉后形成的"会"治病。同时也表明,过去刺"神、机、经"或"神经"治病就是刺节之交形成的"会"治病。因为,位于全身的三百六十五个针刺部位(点)早已形成。过去刺"神、机、经"或"神经",多是刺同样的针刺点。

另外,"节"是躯肢的"筋"所属的部位,节又交叉形成了三百六十五个会,证明每一个"会"都是由"筋"的交叉而形成的。由此可知,在三百六十五个"会"针刺治病,即是针刺"筋"治病。

据此证明,过去针刺的"神、机、经(神经)筋",属于同一种物质,只是不同时代,叫法各异而已。

早在几千年前,中国古代医学家们通过解剖等研究证明,位于髓旁的"节",通过交叉形成了躯肢的三百六十五个会。

这种表述尽管只是概述了位于躯肢的"筋",通过髓旁的"节"交叉形成的结构特征,但在几千年后的今天仍然准确无误。

遗憾的是,《灵枢·小针解》曰:"节之交三百六十五会者,络脉之渗灌诸节者也。"其真意一直尘封在《小针解》中,严重影响了传承、弘扬。

第四节　脑神筋（经）系统的结构和功能

庆幸的是，后世医学家们冲破对《小针解》的解读，深究"节之交三百六十五会"，对其又有了大的突破和发展。

"《针经》曰所谓节之交三百六十五会，皆神气出入游行之所，非骨节也。"详见王冰注解的《素问·调经论》。这次王冰立了大功，要不是王冰注解，这段经文就永无见天之日，因为《针经》（即《灵枢》）在当时已经失传了。

这段经文太重要了。因节之交三百六十五会，过去只是描述了位于躯肢的"筋"，通过髓旁的"节"交叉后形成的结构特征。这次特别论述了节之交形成的三百六十五个会，皆是神气出入游行之所。

首先说"神气"，特指早在上古时期针刺治病的"神"之气。"出入游行"特指自由传递出入信息。《灵枢》中记载了这个发现和科研成果。此时，脑筋系统的三百六十五会，能使神之气自由出入传递。这样，脑筋系统即变成了"脑神筋系统"，或"脑神经系统"，合起来称"脑神筋（经）系统"。

此时，我们不仅知道了，在躯肢的敏点针刺"神、机、经、神经、筋等，都是髓旁的"节"之交形成的三百六十五个会；而且懂得了针刺三百六十五会，是通过神之气出入游行的调节以达到治病目的。中国古代的"针刺敏感物"治病，即有如此先进理论和方法，堪称一绝！

《针灸甲乙经·针道第四》曰："节之交，凡三百六十五会。知其要者，一言而终；不知其要者，流散无穷。所言节者，神气之所游行出入也，非皮肉筋骨也。"

"节之交，凡三百六十五会"，即是说节之交形成的三百六十五会。

"知其要者，一言而终；不知其要者，流散无穷"，即是说"节之交，三百六十五会"很难懂，很多都是错解。知道其要害者，一句话就说清楚了。不知道其要害者，就漫无边际地乱说。

"所言节者，神气之所游行出入也，非皮肉筋骨也"，即是说，句中的"节"不仅通过交叉形成了三百六十五个会，而且是神气自由出入之所，并特别界定其不是皮肉筋骨。此处讲的"节"当然是位于髓旁的"节"。但古人如何知道位于髓旁的"节"是神气出入游行之处的？有多种方法可以证明。其中切断髓旁的细丝，可观察出相关部位的运动和感觉障碍。1810年，苏格兰内科医生bell通过切断脊髓腹根而发现了相关部位的肌肉运动障碍。但这段经文要比bell的实验早一千多年，真是难能可贵！

《灵枢·九针十二原》曰："黄帝曰：愿闻五脏六腑所出之处。岐伯曰：……节之交，三百六十五会，知其要者，一言而终，不知其要，流散无穷。所言节者，神气之所游行出入也，非皮肉筋骨也。"

这段经文明确表述，五脏六腑之气，皆出于髓旁的"节"。"所言节者，神气之所游行出入也"，即指五脏六腑的神气游行出入。此时，即知道位于躯肢和五脏六腑的神之气，皆是髓旁的"节"自由传递。

这时可知，脑神筋系统不仅结构完整，而且位于髓旁的"节"有自由传递出入信息的功能。

以上我沿着主线讲了"脑神筋系统"。其结构完整，功能独特。针刺三百六十五会，通过神气之调节以治疗疾病。

因在第一章中讲到的针刺"神、机、经（神经）"治病，已初步形成了"神经系统"的框架。后在"脑神筋系统"中又出现了"所言节者，神气之所游行出入也"，即指"神"之气，游行出入。由此可知，"脑神筋系统"也包括了"脑神经系统"，故将其写成"脑神筋（经）系统"。

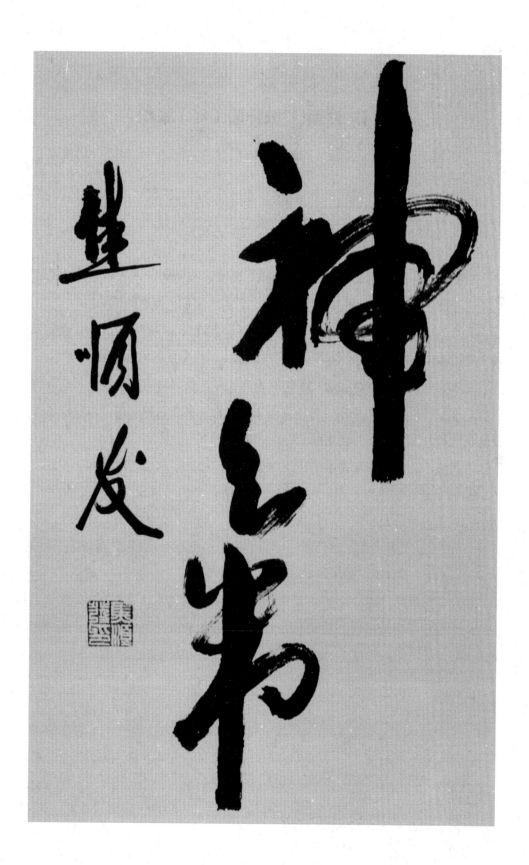

神之书

丰顺发

第五节 浅析 "脑神筋（经）系统"

以上我讲的"脑神筋（经）系统"，全是针灸经典医籍中的经文。其组织结构完整，功能独特。每一句经文都是时代的符号，环环相扣，合情合理，真实可信，也可以说是历史的再现。

"脑神筋（经）系统"的出现，使微针刺敏感物治病跨入了科学治病的新时代。这也是中国针灸学的精髓和核心，也是针灸学家们大智慧的结晶。

太难了！发掘"脑神筋（经）系统"，难于上青天。最难的是开头。起初发现经文的错解和正确含义，不仅需要有丰富的知识，更需要巨大的胆量和勇气。

更难的是，将上下跨度近几千年的不同经文，精确对接、融合，形成完整的系统。此过程我用了40多年，可以说是用我的青春和生命换来的，也可以说是用我的真情和大爱唤醒了"脑神筋（经）系统"。

太可贵了！这些经文都是中国医学最珍贵的历史。从上古时代起，中国古代医学家们通过针刺"神、机、经（神经）治病，并先后提出诸多重要观点："人始生先成精；精成而脑髓生。骨为干，脉为营，筋为刚，肉为墙，皮肤坚而毛发长。""诸髓者，皆属于脑。诸筋者，皆属于节。""节之交三百六十五会。""所谓节之交三百六十五会，神气之所游行出入也，非骨节也。""所言节者，神气之所游行出入也，非皮肉筋骨也。"这些都是中国古代针刺治病的重大事件和可贵历史。其中每一个字都是中国古代医学家们用生命和智慧凝聚成的无价之宝。它们就像历史的丰碑，清晰地铭刻着"脑神筋（经）系统"的沉浮和变迁。

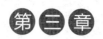

敏点（会）

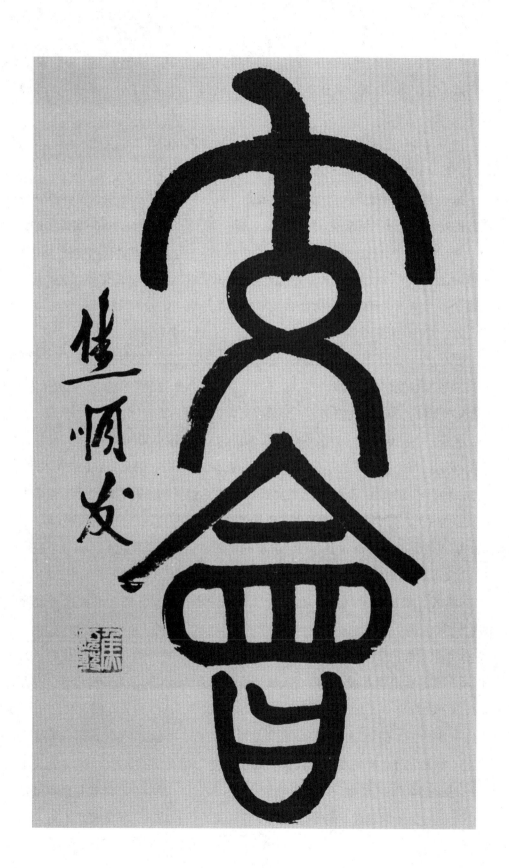

"节之交三百六十五会"，即是位于髓旁的"节"（细丝）交叉后，形成的三百六十五个会。因此，位于躯肢的"会"，皆是"脑神筋（经）系统"的重要组成部分。

在敏点刺躯肢深层的"会"治病，是"敏点微创医学"的关键和核心内容之一，必须认真学习和熟练掌握。

每一个敏点都是重大发现和科研成果，皆有精彩故事和重要价值。越学越感到其奥妙无穷，越用越感到其疗效神奇。临床实践的时间越长，其体会越深刻。

敏点的奥妙无穷。为什么在365个"敏点"中，将针刺入其中的"敏感物"皆可出现"气至"？为什么出现"气至"即可获得疗效？为什么不同的"敏点"只对某个或某些病症有疗效？为什么某种病或某些病症，只有几个或一部分敏点才有疗效？这些问题都非常有价值，如能读出深意就会明白很多道理。

要是结合相关知识，读出新意更有价值。365是时代的符号，其不仅是针刺治病的最佳点位，更是传承、弘扬"节之交三百六十五会"的标志。《黄帝内经》《神农本草经》为同时代的书，可能是当时官方组织有关专家进行了大整理、大修正、大统一，特别选择了疗效确信、最常用的365个敏点和365种中药，用以治疗全身疾病。后来，中药的经典出现过多种版本，中药的品种，从《神农本草经》的365种，不断增加，到明代已增加到1892种。但针刺治病的敏点，在很多书中一直是365个。其实，针刺的敏点，历代都在变化，只是因穴位归经等影响，使增加的敏点成为"经外奇穴"而已。敏点的增加，完全在情理之中，因位于髓旁的"节"交叉后形成的会，不可能永远是365个，而是随着不断的发现而增加的。

再说，督脉问世已几千年了，但目前仍处于闲置状态。形成这种局面，虽有诸多原因，但我认为其中与没有读好风府、大椎、悬枢的论述有关。《难经·二十八难》曰："然，督脉者，起于下极之俞，并于脊里，上至风府，入属于脑。"即是说沿着脊椎在风府穴入属于脑。实为科学家解剖观察脊椎管，在硬脊膜外看到的脊髓，从脊椎管里往上，到风府穴水平，入枕骨大孔属脑。《针灸甲乙经·卷之三》曰："大椎在第一椎陷者中，三阳、督脉之会。"即是说大椎穴是三阳、督脉之会。实为在大椎穴直下的"脊髓"是三阳、督脉之会。《针灸甲乙经·卷之三》曰："悬枢在第十三椎节下间，督脉气所发。"即是说悬枢穴是督脉气所发。实为悬枢穴直下的脊髓是督脉气所发。两种解读，结果截然不同。前者的观点是督脉位于脊椎骨之上，针刺风府、大椎、悬枢，即是针刺督脉治病。后者指出，督脉位于脊椎管内，实指脊髓，在风府的水平入枕骨大孔属于脑，故督脉是绝对不可刺的，一旦刺中会引起瘫痪等。《素问·刺禁论》曰："刺脊间，中髓，为伛。"即是佐证。

看来，敏点真是要好好读一读。

全身的敏点分头面部、颈部、肩部及上肢、上胸部、下胸部、腰骶部、下肢7个部位进行描记。全身共343个敏点（图3-1、图3-2）。

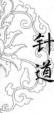

针道

敏点微创医学探源

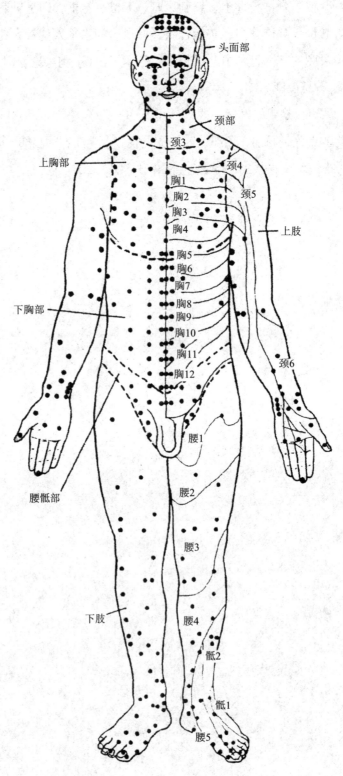

头面部

颈部

颈3

上胸部

颈4

胸1
颈5

胸2

胸3

胸4
上肢

胸5

胸6

胸7

下胸部
胸8

胸9

胸10

胸11
颈6

胸12

腰1

腰骶部

腰2

腰3

下肢
腰4

骶2

骶1

腰5

图3-1　人体正面敏点分布图

32

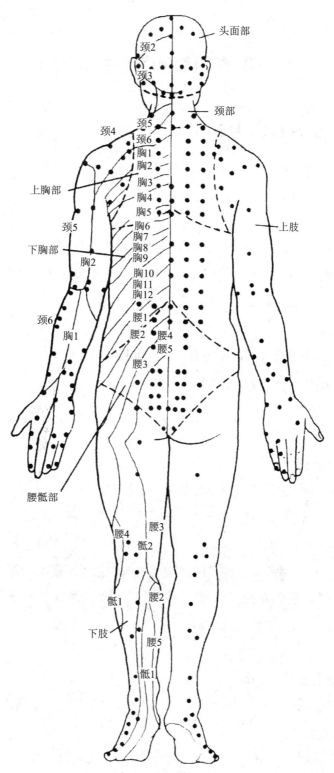

头面部

颈2

颈3

颈部

颈4

颈5

颈6

胸1

胸2

胸3

胸4

胸5

胸6

胸7

胸8

胸9

胸10

胸11

胸12

上胸部

颈5

下胸部

胸2

颈6

胸1

上肢

腰1

腰2

腰3

腰4

腰5

腰3

腰4

骶2

骶1

腰2

下肢

腰5

骶1

腰骶部

图3-2 人体背面敏点分布图

第一节 头面部敏点（共58个）

一、头盖部敏点（共26个）

头盖部共26个敏点，分4条线及1个区描述：①正中线；②正中旁线；③侧线；④外侧线；⑤颞前额后下区。

神庭

名词释义：该敏点是根据其对与神有关的病症有显著疗效而定的。因患脑病时，可引起神志障碍、意识不清等，针刺该部位，能使患者的神志恢复正常。形容该部位作用大似庭，特命名"神庭"。

体位：坐位。

位置：在前额发际（发际不明者，在眉间上7cm处）。

《针灸甲乙经·卷三》："在发际直鼻督脉。"

方向：直刺。

深度：1cm。

反应：局部抽麻。

神经：分布着三叉神经第1支（眼神经）之额支。

主治：神志不清，嗜睡，前头痛，结膜炎，鼻炎，鼻出血等。

上星

名词释义：针刺该部位，对与神有关的病症疗效显著，肯定该部位如天上的星星一样，明亮发光，特选"星"，又因位于神庭上，特用上字，命名"上星"。

体位：坐位。

位置：在神庭直上2cm。

《针灸甲乙经·卷三》："在颅上，直鼻中央，入发际一寸陷者中。"

方向：直刺。

深度：1cm。

反应：局部抽麻。

神经：分布着三叉神经第1支（眼神经）之额支。

主治：小儿癫痫，前头痛，结膜炎，鼻炎，鼻出血，青光眼等。

囟会

名词释义：该敏点是根据其位于前囟而定的。囟会位于上星后1寸骨间陷者中，正位于前囟之部位。说明囟会之名，是根据前囟而命名的。"囟会"的出现，说明在当时古人已经发现在头部，有多个囟，前囟是最大的囟，所以，称为"囟会"。现代解剖也证明，头部有蝶囟、乳突囟、后囟、前囟，其中前囟最大。进一步证明了古人观察的"囟会"是非常科学的。

体位：坐位、卧位。

位置：在正中线上，位于上星后2.5cm。

《针灸甲乙经·卷三》："在上星后一寸骨间陷者中。"

方向：直刺（小儿在1岁半以前，前囟未闭合时应禁刺，防止误刺入脑）。

深度：1cm。

反应：局部抽麻。

神经：分布着三叉神经第1支之额神经支。

主治：前头痛，癫痫，幻觉、妄想，结膜炎，鼻炎，青光眼等。

前顶

名词释义：该敏点是根据头颅外表的标志及外形特征而定的。古人将头颅顶部称为头顶部。因顶部范围较广，又分为顶前部和顶后部。该敏点位于顶前部，故命名"前顶"。

体位：坐位。

位置：在正中线上，位于囟会后3.5cm。

《针灸甲乙经》："在囟会后一寸五分，骨间陷者中。"

方向：直刺。

深度：1cm。

反应：局部抽麻。

神经：分布着三叉神经第1支之额神经支。

主治：癫痫，头顶痛等。

百会

名词释义：该敏点是根据其对多种病症有显著疗效而定的。针刺该部位，能治疗多种病症，必然与全身的多条经脉有关，所以命名"百会"。现代医学解剖知识证明，在此部位直下的中央前回、中央后回具有运动、感觉、排尿等多种功能。针刺该部位对多种病症有显著疗效，可能与此有关。

体位：坐位或卧位。

位置：在正中线上，位于前顶直后3.5cm。

《针灸甲乙经·卷三》："在前顶后一寸五分，顶中央旋毛中陷，可容指。"

方向：直刺。可向四周斜刺。

深度：1cm。斜刺可达2～3cm。

反应：局部抽麻。

神经：分布着三叉神经第1支之额神经之分支及枕大神经分支。

主治：昏迷，中风，癫痫，失眠，小儿遗尿，皮层性排尿功能障碍，阳痿，遗精，脱肛等。

后顶

名词释义：该敏点是根据头颅外表的标志及外形特征而定的。古人将头颅顶部称头顶部。因顶部范围较广，又分为顶前部和顶后部。该敏点位于后顶部，故命名"后顶"。

体位：坐位。

位置：在正中线上，位于百会后4.5cm。

《针灸甲乙经·卷三》："在百会后一寸五分，枕骨上。"

方向：直刺。可前后斜刺。

深度：1cm。斜刺可达2～3cm。

反应：局部抽麻。

神经：分布着枕大神经、耳颞神经。

主治：昏迷，中风，癫痫，小儿遗尿，皮层性排尿功能障碍，阳痿，遗精等。

强间

名词释义：该敏点是根据其对某些病症有显著疗效而定的。强，指健壮、有力、好之意；间，指空间、期间等。"强间"的直意即是好的空间。此处"强间"

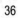

的真正含义是治疗某些病症的好部位。

体位：坐位。

位置：在正中线上，位于后顶后4.5cm。

《针灸甲乙经·卷三》："在后顶后一寸五分。"

方向：直刺。

深度：1cm。

反应：局部抽麻胀。

神经：分布着枕大神经。

主治：后枕部痛，癫痫，视力障碍等。

脑户

名词释义：该敏点是根据其位于头颅的特殊位置而定的。因其位于枕外粗隆上的正中线上。此处则为后囟之部位，在小儿1岁以前未彻底闭合，故古人将此处称为脑户，是通向脑的门户。

体位：坐位。

位置：在正中线上，位于强间后4.5cm。

《针灸甲乙经·卷三》："在枕骨上强间后一寸五分。"

方向：直刺。

深度：1cm。

反应：局部抽麻胀。

神经：分布着枕大神经。

主治：后枕部头痛，白内障，皮层性视力障碍等。

曲差

名词释义：该敏点是根据其对某些病症有显著疗效而定的。曲，曲折；差，派遣作事，如差事等。"曲差"即是能完成曲折差事的部位。对神和智有关的病症疗效显著。

体位：坐位。

位置：在正中线两旁各2cm的前额发际上。

《针灸甲乙经·卷三》："侠神庭两旁各一寸五分，在发际。"

方向：直刺。

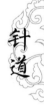

深度：1cm。

反应：局部胀痛、抽麻。

神经：分布着三叉神经第1支的额神经分支及面神经颞支。

主治：癫痫，前头痛，结膜炎，鼻炎，过敏性哮喘，胸部不适，肺结核等。

五处

名词释义：该敏点是根据其对某些病症有显著疗效而定的。针刺该部位，对数处之病症有效，特命名"五处"。处，处所；五，第五、多处等。"五处"的直意即是五个处所。在此"五处"之真正含义即是治疗某些病症的好部位。

体位：坐位。

位置：在正中线旁2cm，位于曲差上3.5cm。

《针灸甲乙经·卷三》："在督脉旁去上星一寸五分。"

方向：直刺。

深度：1cm。

反应：局部胀痛。

神经：分布着额神经分支、面神经颞支。

主治：结膜炎，鼻炎，过敏性哮喘，癫痫，精神分裂症等。

承光

名词释义：针刺该部位，能使视力恢复，特命名"承光"。"承光"的直意即是承受光线。此处的真正含义即是针刺该部位能使视力恢复的部位。

体位：坐位。

位置：在正中线旁2cm，位于五处后3.5cm。

《针灸甲乙经·卷三》："在五处后二寸。"

方向：直刺。

深度：1cm。

反应：局部抽麻。

神经：分布着额神经分支、面神经颞支。

主治：前头痛，鼻炎，结膜炎，癫痫，精神分裂症等。

通天

名词释义：该敏点是根据其对某些病症有显著疗效而定的。针刺该部位，对

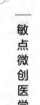

某些病症的疗效较好，为了形容该部位作用之大，特用"通天"。

体位：坐位。

位置：在正中线旁2cm，承光后3.5cm。

《针灸甲乙经·卷三》："在承光后一寸五分。"

方向：直刺。

深度：1cm。

反应：局部抽麻。

神经：分布着枕大神经。

主治：中枢性瘫痪，癫痫等。

络却

名词释义：该敏点是根据治疗的主症而定的。络，联络；却，退却。"络却"即联络退却。这里的真正含义是针刺该部位，对人的思维、判断、分析等障碍有显著疗效。

体位：坐位。

位置：在正中线旁2cm，玉枕上3cm。

《针灸甲乙经·卷三》："在通天后一寸三分。"

方向：直刺。

深度：1cm。

反应：局部抽麻。

神经：分布着枕大神经。

主治：癫痫，记忆力减退，后头痛等。

玉枕

名词释义：该敏点是根据其所在部位的骨名而定的。枕骨两旁突起者，称玉枕骨，该敏点位于玉枕骨上，特命名"玉枕"。

体位：坐位。

位置：在脑户旁开2cm处。

《针灸甲乙经·卷三》："在络却后七分，侠脑户旁一寸三分，起肉枕骨，入发际三寸。"

方向：直刺，或往下斜刺。

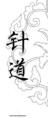

深度：1～1.5cm。

反应：局部抽麻。

神经：分布着枕大神经。

主治：皮层性视力障碍，青光眼，白内障，结膜炎，后头痛，眩晕等。

头临泣

名词释义：该敏点是根据其对眼病有效而定的。针刺该部位，可调治眼流泪等疾病，特命名"头临泣"。临，调治；泣，流泪。"头临泣"即是头部调治眼病之部位。

体位：坐位。

位置：在瞳孔直上，入发际1cm。

《针灸甲乙经·卷三》："当目上眦，直入发际五分陷者中。"

方向：直刺。

深度：1cm。

反应：局部抽麻。

神经：分布着三叉神经第1支之额神经分支和面神经颞支。

主治：结膜炎，青光眼，前头痛，急慢性胃炎，胃痛，精神分裂症，癔症等。

目窗

名词释义：该敏点是根据其对某些眼病的特殊疗效而定的。针刺该部位，对某些眼病的疗效较好，故古人认为此处为目的窗口，特命名"目窗"。

体位：坐位。

位置：在头临泣后2.5cm。

《针灸甲乙经·卷三》："在临泣后一寸。"

方向：直刺。

深度：1cm。

反应：局部抽麻。

神经：分布着三叉神经第1支之额神经分支。

主治：结膜炎，青光眼，前头痛，精神分裂症，癔症等。

正营

名词释义：该敏点是根据其对某些病症有显著疗效而定的。针刺该部位，能使某些病症引起的与神相关的症状恢复正常，为了形容该部位之显著疗效，特命名"正营"。意思是能使神恢复正常的好部位。

体位：坐位。

位置：在目窗后2.5cm。

《针灸甲乙经·卷三》："在目窗后一寸。"

方向：直刺。

深度：1cm。

反应：局部抽麻。

神经：分布着三叉神经第1支之额神经分支。

主治：前头痛，精神分裂症，癔症，结膜炎，癫痫等。

承灵

名词释义：该敏点是根据其对某些病症有显著疗效而定的。灵，是指灵感、灵魂等与神有关的症状；承，承受，接受。"承灵"即是能承受或接受灵感。这里的真正含义即是针刺后，能使与神有关的症状恢复。

体位：坐位。

位置：在正营后3cm。

《针灸甲乙经·卷三》："在正营后一寸五分。"

方向：直刺。

深度：1cm。

反应：局部抽麻。

神经：分布着枕大神经和颞神经分支。

主治：癫痫，偏瘫，麻木，耳鸣，眩晕等。

脑空

名词释义：该敏点是根据其对脑的某些病症有显著疗效而定的。古人常将"孔"的含义写成"空"，如骨空、脊骨空里髓等，故"脑空"即有"脑孔"之意。

体位：坐位。

位置：在玉枕平行往外移2.5cm处。

《针灸甲乙经·卷三》："在承灵后一寸五分，侠玉枕骨下陷者中。"

方向：直刺。

深度：1cm。

反应：局部抽麻。

神经：分布着枕大神经。

主治：后头痛，感冒，小脑性共济失调等。

本神

名词释义：该敏点是根据其对神有特殊作用而定的。针刺该部位，能使"神"恢复本来的面貌，特命名"本神"。

体位：坐位。

位置：位于前额发际，在头临泣往外2cm处（眼外眦直上）。

《针灸甲乙经·卷三》："在曲差两旁各一寸五分，在发际。"

方向：沿皮刺。

深度：1cm。

反应：局部抽麻、胀痛。

神经：分布着三叉神经第1支之额神经分支、面神经颞支。

主治：癫痫，癔症，精神分裂症，功能性子宫出血，急性膀胱炎，阳痿，遗精等。

浮白

名词释义：该敏点是根据其对某些病症有显著疗效而定的。浮，指漂，又指超过、多余；白，指明白、清楚。"浮白"即浮起明白。这里的实际含义是针刺该部位，能使人脑清楚明白。

体位：坐位。

位置：在脑空平行往外2.5cm处。

《针灸甲乙经·卷三》："在耳后入发际一寸五分。"

方向：直刺。

深度：1cm。

反应：局部胀痛、抽麻。

神经：分布着枕小神经、枕大神经。

主治：记忆力减退，思维障碍，耳鸣，耳聋，小脑性共济失调，扁桃体炎等。

头窍阴

名词释义：针刺该部位对耳部病症有显著疗效，特命名"头窍阴"。即是头部治疗耳部病症的好部位。

体位：坐位。

位置：在浮白和完骨中间。

《针灸甲乙经·卷三》："在完骨上，枕骨下。"

方向：直刺。

深度：1cm。

反应：局部抽麻。

神经：分布着枕小神经、枕大神经。

主治：耳鸣，耳聋，三叉神经第3支痛，吞咽困难，流口水，小脑性共济失调，扁桃体炎，脑干病变引起的四肢痉挛性瘫痪等。

头维

名词释义：该敏点是根据其对某些脑病的疗效显著而定的。针刺该部位，能治疗脑部多种病症，使头部功能恢复正常，特命名"头维"。维，指维护、维持。"头维"即维护头部的部位。

体位：坐位。

位置：在颔厌前上2cm。

《针灸甲乙经·卷三》："在额角发际侠本神两旁各一寸五分。"

方向：直刺。

深度：1cm。

反应：局部抽麻。

神经：分布着面神经颞支，三叉神经第1支、第2支。

主治：前头痛，偏头痛，结膜炎，面神经麻痹等。

率谷

名词释义：该敏点是根据大脑的特殊标志——外侧裂而定的。谷，指两山或两块高地中间的狭长而有出口的地带；率，指带领、率领。"率谷"即是率领的谷，即最大谷也。现在解剖学证实，在率谷直下的脑，正是外侧裂。由此说明古人已经发现人的大脑有最大的裂，特命名"率谷"。

体位：坐位。

位置：在耳尖直上，入发际3cm。

《针灸甲乙经·卷三》："在耳上入发际一寸五分。"

方向：直刺。

深度：1cm。

反应：局部抽麻。

神经：分布着耳颞神经和枕大神经吻合支。

主治：偏头痛，眩晕，呕吐，小儿惊风等。

悬颅

名词释义：该敏点较特殊，从字面上讲，是悬吊的颅。分析其命名，可能来源于两种情况：①根据临床疗效而定的，即针刺该部位，对头面部某些病症的疗效较好，特命名"悬颅"；②可能是根据大脑皮层功能定位之研究，证明此部位直下大脑皮层的功能是主管头颅的部位，此部位似头颅悬挂之处，特命名"悬颅"。也可能与上述两种原因均有关。

体位：坐位。

位置：在颔厌和悬厘之间。

《针灸甲乙经·卷三》："在曲周颞颥中。"

方向：直刺或往前下横刺。

深度：1～2cm。

反应：局部抽麻胀痛。

神经：分布着面神经颞支，三叉神经第2支、第3支。

主治：偏头痛，面神经麻痹，面部感觉异常，运动性失语等。

悬厘

名词释义：该敏点较特殊，根据字面分析，悬，指悬吊；厘，指厘米，即悬吊厘米。其实，在这里是指距悬颅仅差厘米之意，因悬是悬颅的简称。由此可知，先有悬颅，后出现悬厘的。

体位：坐位。

位置：在曲鬓前上1.5cm。

《针灸甲乙经·卷三》："在曲周颞颥下廉。"

方向：直刺或往前下横刺。

深度：1~2cm。

反应：局部胀痛抽麻。

神经：分布着面神经颞支，三叉神经第3支。

主治：耳鸣，耳聋，面神经麻痹，运动性失语等。

二、耳区敏点（共13个）

天容

名词释义：针刺该部位，对耳、面、颈部某些病症有显著疗效，为形容该部位的疗效好且广泛，特命名"天容"。

体位：坐位。

位置：在耳垂根下1cm凹陷处。

《针灸甲乙经·卷三》："在耳曲颊后。"

方向：垂直刺入。

深度：1~3cm。

反应：抽麻感可扩散到面、颈。

神经：分布着耳大神经。

主治：耳鸣，耳聋，内耳痛，腮腺炎，颈项部疼痛，三叉神经痛等。

听会

名词释义：针刺该部位，能治疗耳部多种病症，使听力恢复，特命名"听会"。

体位：坐位。

位置：在耳屏前下方，耳屏间切迹前方，下颌关节突后缘凹陷处。

《针灸甲乙经·卷三》："在耳前陷者中，张口得之，动脉应手。"

方向：垂直刺入。

深度：1~1.5cm。

反应：胀痛麻感可传至耳内。

神经：分布着三叉神经第3支的耳颞神经。

主治：耳鸣，耳聋，外耳道炎，中耳炎，面神经麻痹等。

听宫

名词释义：针刺该部位，能治疗耳部多种病症，使听力恢复，特命名"听宫"。

体位：坐位。

位置：在耳屏前缘正中，下颌关节突后缘。

《针灸甲乙经·卷三》："在耳中珠子大，状如赤小豆。"

方向：垂直刺入。

深度：1～1.5cm。

反应：抽麻感有时可扩散至耳内。

神经：分布着三叉神经第3支的耳颞神经。

主治：耳鸣，耳聋，外耳道炎，上牙痛等。

耳门

名词释义：针刺该部位，能治疗耳部多种病症，古人认为此处是通向耳的门户，特命名"耳门"。

体位：坐位。

位置：在颧骨弓后缘上方的凹陷处。

《针灸甲乙经·卷三》："在耳前起肉当耳缺者。"

方向：垂直刺入。

深度：1～1.5cm。

反应：抽麻感可传至耳内。

神经：分布着三叉神经第3支的耳颞神经。

主治：耳鸣，耳聋，外耳道炎，中耳炎，上牙痛等。

耳和髎

名词释义：针刺该部位，对耳部某些病症有显著疗效，特命名"和髎"。和，指调解、和解等；髎，指会、孔。"和髎"即是和解之孔。这里是指能调解之部位。

体位：坐位。

位置：在上耳郭根之前，颞骨颧突起始部上方，鬓发之后，指尖掐得凹陷处。

《针灸甲乙经·卷三》："在耳前兑发下横动脉。"

方向：直刺。

深度：1cm

反应：局部抽麻。

神经：分布着三叉神经第3支的耳颞神经及面神经的颞支。

主治：颞部头痛，耳鸣，外耳道炎，面神经麻痹，三叉神经痛等。

曲鬓

名词释义：该敏点是根据其位于头发鬓角部位而定的。曲，指弯曲；鬓，指鬓发。"曲鬓"即是位于鬓发弯曲的部位。

体位：坐位。

位置：在角孙平行往前移的发际内。

《针灸甲乙经·卷三》："在耳上入发际，曲隅陷者中，鼓颔有空。"

方向：垂直刺入。

深度：1cm。

反应：局部抽麻。

神经：分布着耳颞神经及面神经的颞支。

主治：颞部痛，偏头痛，头项痛等。

角孙

名词释义：该敏点是根据其位于耳上角及孙络之脉部位而命名的。《灵枢·寒热》："足太阳有入顷遍齿者，名曰角孙。"即是佐证。

体位：坐位。

位置：在耳尖正上方发际处，开口闭时，能触得牵动。

《针灸甲乙经·卷三》："在耳廓中间，开口有孔。"

方向：直刺。

深度：0.5cm。

反应：局部抽麻。

神经：分布着三叉神经第3支的耳颞神经和枕小神经，司皮肤感觉。

主治：耳鸣，外耳道炎等。

颅息

名词释义：该敏点是根据其对小儿惊痫等症有显著疗效而定的。因其能治疗惊痫、抽风，为了肯定该疗效，特命名"颅息"。

体位：坐位。

位置：在角孙后下方，耳郭根后缘，约与耳道平行线交叉。

《针灸甲乙经·卷三》："在耳后间青络脉。"

方向：直刺。

深度：0.5cm。

反应：局部抽麻。

神经：分布着枕下神经。

主治：耳鸣，耳聋，偏头痛，惊痫等。

瘛脉

名词释义：该敏点是根据其能治疗小儿癫痫而定的。古人认为针刺该部位对治疗小儿癫痫有显著疗效，特命名"瘛脉"。

体位：坐位。

位置：在外耳道平行往后，与耳郭根的后缘相交叉处。

《针灸甲乙经·卷三》："在耳本后鸡足青络脉。"

方向：直刺。

深度：0.5cm。

反应：局部抽麻。

神经：分布着耳大神经。

主治：耳鸣，耳聋，项枕部头痛，小儿癫痫等。

翳风

名词释义：针刺该部位，能治疗由风引起的口眼㖞斜等症，特命名"翳风"。翳，有遮盖之意。"翳风"即是针刺该部位后，能使由风引起的口眼㖞斜遮盖住（治愈）。

体位：坐位。

位置：在耳垂根部后方的凹陷处，乳突和下颌支的中间。

《针灸甲乙经·卷三》："在耳后陷者中。"

方向：直刺。

深度：1～1.5cm。

反应：抽麻感有时可传到面部。

神经：分布着耳大神经，深部有面神经通过。

主治：耳鸣，耳聋，中耳炎，腮腺炎，面神经麻痹，三叉神经痛，口腔炎等。

上关

名词释义：该敏点主要是根据其位于下关之上，特命名"上关"。

体位：坐位。

位置：在下关直上的颧弓上缘处。

《针灸甲乙经·卷三》："在耳前上廉起骨端，开口有孔。"

方向：直刺。

深度：0.5cm。

反应：局部抽麻。

神经：分布着面神经颞支，由三叉神经第3支司感觉。

主治：耳鸣，耳聋，面神经麻痹，牙痛等。

完骨

名词释义：该敏点是根据其所在部位而定的。骨，是指此处高起之骨，即乳突。完，是指完成之意。"完骨"即是在这个高起之骨完成之部位。

体位：坐位或侧卧位。

位置：在风池平行往外，胸锁乳突肌后缘，即在乳突的后下方凹陷处。

《针灸甲乙经·卷三》："在耳后，入发际四分。"

方向：直刺。

深度：2～2.5cm。

反应：局部抽麻等。

神经：分布着耳大神经及枕小神经。

主治：耳聋，耳鸣，中耳炎，面肌痉挛，偏头痛，舌咽神经麻痹等。

天牖

名词释义：该敏点是根据其对颈、肩、咽喉、五官多种病症有效而定的。"天"指高部；"牖"有窗口之意；"天牖"直意是天窗。其真实含义是治病的好部位。

体位：坐位或侧卧位。

位置：在天柱和天容连线上，胸锁乳突肌后缘。

《针灸甲乙经·卷三》："在颈筋间，缺盆上，天容后，天柱前，完骨后，发际上。"

方向：直刺。

深度：2～2.5cm。

反应：局部有抽麻感等。

神经：分布着耳大神经和枕小神经。

主治：中耳炎，耳聋，耳鸣，口腔炎，喉炎，偏头痛，颈项部痛等。

三、眼区敏点（共8个）

睛明

名词释义：针刺该部位，能治疗部分眼病，使视力恢复正常，故命名"睛明"。

体位：坐位或卧位。

位置：在目内眦旁约0.3cm处。

《针灸甲乙经·卷三》："在目内眦外。"

方向：直刺。

深度：0.5cm。

反应：局部胀痛。

神经：分布着三叉神经第1支的滑车下神经。

主治：结膜炎，球结膜充血，视网膜炎，视神经萎缩等。

攒竹

名词释义：该敏点主要是根据其对某些眼病的显著疗效而定的。攒，积攒；竹，竹子，该物是常绿多年生植物，质地坚硬。"攒竹"的直意是积攒了常年色绿、质地坚硬之物。这里指针刺后，能保持良好的视力。

体位：坐位。

位置：在眼眉内侧缘凹陷处。

《针灸甲乙经·卷三》："在眉头陷者中。"

方向：直刺。

深度：0.5cm。

反应：局部抽、胀、痛。

神经：分布着三叉神经第1支的额神经分支。

主治：结膜炎，面神经麻痹等。

阳白

名词释义：针刺该部位，能治疗部分眼病，使眼看东西清楚明白，简称"白"，又因视力恢复范围较大，在阳面都可看清，故命名"阳白"。

体位：坐位。

位置：在眉毛中间直上2cm。

《针灸甲乙经·卷三》："在眉上一寸直瞳子。"

方向：直刺。

深度：0.5～1cm。

反应：局部抽麻。

神经：分布着额神经分支。

主治：目眩，流泪，眼痛，前额痛，三叉神经第1支痛等。

鱼腰

名词释义：该敏点是因其位于眉毛中部而定的。因眉毛形如鱼，中间似腰部，特命名"鱼腰"。

体位：坐位。

位置：在眉毛中间，指尖掐得凹陷处。

方向：直刺或由内向外横刺。

深度：0.5～1cm。

反应：抽麻可传至前额。

神经：分布着三叉神经第1支的额神经。

主治：对三叉神经第1支痛的疗效显著；前额痛，面神经麻痹，结膜炎等。

丝竹空

名词释义：根据所在眉梢而命名的。丝，纤细之眉毛；竹，竹叶；空，凹陷。纤细眉毛聚集形状如竹叶，该敏点在眉毛梢凹陷处，特命名"丝竹空"。

体位：坐位。

位置：在眉梢外陷者中。

《针灸甲乙经·卷三》："在眉后陷者中。"

方向：直刺。

深度：1cm。

反应：局部抽麻。

神经：分布着三叉神经第1支的额神经分支。

主治：结膜炎，视神经萎缩，视网膜炎等。

瞳子髎

名词释义：该敏点主要是根据其对眼病的特殊疗效而定的。瞳子，瞳孔；髎，会，孔。"瞳子髎"是指治疗眼病的穴位敏点。

体位：坐位。

位置：在目眦水平往外骨凹陷处。

《针灸甲乙经·卷三》："在目外去眦五分。"

方向：直刺。

深度：0.5cm。

反应：局部抽麻。

神经：分布着面神经的颧支、三叉神经第2支。

主治：角膜炎，视网膜炎，球结膜充血，结膜炎，视神经萎缩，三叉神经痛，面神经麻痹等。

承泣

名词释义：针刺该部位，能治疗口眼㖞斜等病症。平时无眼泪往外流，故命名"承泣"。

体位：坐位。

位置：在瞳孔直下的眶下缘处。

《针灸甲乙经·卷三》："在目下七分，直目瞳子。"

方向：直刺。

深度：0.5～1cm。

反应：眼局部抽麻。

神经：分布着三叉神经第2支的分支——眶下神经。

主治：角膜炎，结膜炎，视网膜炎，眼肌痉挛等。

四白

名词释义：针刺该部位，能治疗某些眼病引起的视力障碍，康复后的患者对四面八方都能看清楚明白，特命名"四白"。

体位：坐位。

位置：在瞳孔直下约2cm的颧骨下缘。

《针灸甲乙经·卷三》："在目下一寸，向顺骨（即颧骨）颧空。"

方向：垂直刺入皮下，然后改变方向，使针尖向外上，即可使针刺入上颌骨前面的眶下孔。

深度：1～1.5cm。

反应：局部抽麻，有时可抽到前门牙麻。

神经：分布着三叉神经第2支的眶下神经。

主治：结膜炎，视神经萎缩，面神经麻痹，三叉神经第2支痛，上颌窦炎，鼻炎等。

四、鼻区敏点（共5个）

素髎

名词释义：针刺该部位，对鼻的某些病症有显著疗效，特命名"素髎"。素，指素菜类食品；髎，指会、孔、缝。"素髎"的直意即是素菜类之孔。这里的真正含义是治疗某些鼻部病症的好部位，针刺后能嗅到各种菜味的部位。

体位：坐位。

位置：在鼻尖。

《针灸甲乙经·卷三》："在鼻柱上端。"

方向：垂直刺入。

深度：0.3cm。

反应：局部胀痛。

神经：分布着三叉神经第1支的鼻睫神经。

主治：急性鼻炎，鼻塞，鼻出血，鼻息肉，嗅觉减退等。

迎香

名词释义：针刺该部位，对鼻的某些病症有显著疗效，故命名"迎香"。因针刺该部位，能治疗某些鼻病，使嗅觉恢复，能闻到各种味道，特别是能闻到香味，特命名"迎香"。

体位：坐位。

位置：在鼻孔侧上方的凹陷中。

《针灸甲乙经·卷三》："在禾髎上鼻孔下旁。"

方向：垂直刺入。

深度：0.5cm。

反应：局部抽麻。

神经：分布着面神经的颊支和三叉神经第2支的眶下神经。

主治：急性鼻炎，过敏性鼻炎，鼻塞，嗅觉减退，面神经麻痹，感冒，哮喘等。

口禾髎

名词释义：针刺该部位，能治疗某些鼻部病症，故命名"口禾髎"。禾，指谷类总称；髎，指会、孔。"口禾髎"的直意是各谷类之大孔。这里指针刺该部位，能闻到各种气味的好部位。

体位：坐位。

位置：在迎香的垂线和水沟平行线的交叉处。

《针灸甲乙经·卷三》："在直鼻孔下侠水沟旁五分。"

方向：垂直刺入。

深度：0.3～0.5cm。

反应：局部抽麻。

神经：分布着三叉神经第2支的眶下神经。

主治：急慢性鼻炎，鼻塞，鼻出血，嗅觉减退，面神经麻痹等。

水沟

名词释义：该敏点是根据其所在部位而定的。其位于鼻中沟中。鼻中沟两侧高，中间低，似流水的沟，特命名"水沟"。

体位：坐位。

位置：在鼻柱下缘凹陷处。

《针灸甲乙经·卷三》："在鼻柱下人中。"

方向：垂直刺入。

深度：0.5～1cm。

反应：局部胀痛。

神经：分布着三叉神经第2支的分支和面神经颊支。

主治：晕厥，虚脱，昏迷，精神失常，鼻炎，鼻出血等。在癫痫发作时，针刺能使一些患者的症状立刻停止。

巨髎

名词释义：针刺该部位，对口、鼻部某些病症有显著疗效，特命名"巨髎"。巨，巨大；髎，会、孔。"巨髎"即是治疗某些病症的穴孔。

体位：坐位。

位置：在瞳孔中央的垂线和鼻翼下缘的平行线的交叉点。

《针灸甲乙经·卷三》："在侠鼻孔旁八分，直瞳子。"

方向：垂直刺入。

深度：0.5～1cm。

反应：局部抽麻。

神经：分布着面神经颊支和三叉神经第2支的眶下神经。

主治：鼻出血，上颌窦炎，牙痛，三叉神经痛，面神经麻痹等。

五、口区敏点（共6个）

兑端

名词释义：该敏点是根据其对口眼㖞斜之特殊疗效而定的。兑，指交换；端，指端正、不㖞斜。"兑端"即换成端正，这里是指治疗口眼㖞斜，使鼻唇对端的部位。

体位：坐位。

位置：在上唇上缘的鼻正中沟内。

《针灸甲乙经·卷三》："在唇上端。"

方向：直刺。

深度：0.5～1cm。

反应：局部胀痛。

神经：分布着面神经颊支和眶下神经上唇支。

主治：前门牙痛，面神经麻痹，鼻出血等。

地仓

名词释义：针刺该部位，能治疗口唇活动障碍。在吃饭时口中的食物不往外漏，形容口腔内容量之多似"仓"，又因位于下唇部，特命名"地仓"。

体位：坐位。

位置：在口角旁1cm。

《针灸甲乙经·卷三》："侠口旁四分。"

方向：直刺。

深度：1cm。

反应：局部抽麻。

神经：分布着三叉神经第2支、第3支，司感觉；面神经颊支司运动。

主治：面神经麻痹，三叉神经痛，语言障碍，口腔炎等。

承浆

名词释义：该敏点是根据其对面神经麻痹时，出现口唇功能障碍，吃饭时浆往外漏的特殊疗效而定的。因针刺该部位后，能使口唇肌力恢复正常，在吃饭时，饭浆再不往外漏，口唇能承受饭浆，故命名"承浆"。

体位：坐位。

位置：在下嘴唇下方凹陷处的中央。

《针灸甲乙经·卷三》："在颐前唇之下。"

方向：直刺。

深度：0.3～0.5cm。

反应：局部胀痛。

神经：分布着三叉神经第3支及面神经分支。

主治：牙痛，面神经麻痹，癫痫，虚脱等。

大迎

名词释义：针刺该部位，能治疗口眼㖞斜，患者在大笑时即正常，能出头露面迎接客人，特命名"大迎"。

体位：坐位。

位置：在下颌角前凹陷处，即咬肌附着部前缘。

《针灸甲乙经·卷三》："在曲颌前一寸三分，骨陷者中，动脉。"

方向：直刺。

深度：1～0.5cm。

反应：局部抽麻。

神经：分布着面神经下颌缘支，由三叉神经第3支司感觉。

主治：面神经麻痹，牙痛，腮腺炎，三叉神经第3支痛等。

颊车

名词释义：针刺该部位，对口眼㖞斜、牙痛、三叉神经痛等病症有显著疗效，部分患者能痊愈。为此，古人认为该部位似颊部的车，能使颊部的功能像车一样移动，特命名"颊车"。

体位：坐位。

位置：在下颌的前下方，咬肌附着部，上牙咬紧时出现肌肉隆起，压之有凹陷处。

《针灸甲乙经·卷三》："在耳下曲颊端陷者中，开口有孔。"

方向：直刺。

深度：1～1.5cm。

反应：局部抽麻。

神经：分布着三叉神经咬肌神经、面神经下颌缘支，由三叉神经第3支司皮肤感觉。

主治：面神经麻痹，牙痛，三叉神经第3支痛等。

下关

名词释义：该敏点是根据其位于下颌的关节处而定的。

体位：坐位。

位置：在耳前，下颌关节突的稍前方，颧弓下方的凹陷中，即颧弓下缘和下颌切迹围成的空间内。

《针灸甲乙经·卷三》："在客主人下耳前动脉下空下廉，合口有孔，张口即闭。"

方向：直刺。

深度：1cm。

反应：抽麻感可扩散到面部。

神经：分布着面神经颧支，由三叉神经第3支司感觉。

主治：周围性面神经麻痹，面肌抽搐，牙痛，耳鸣，三叉神经痛等。

第二节 颈部敏点（共8个）

天鼎

名词释义：该敏点是根据其对咽喉部和颈部病症有显著疗效而定的。针刺该部位能治疗咽喉及颈部病症，古人为了肯定该部位的疗效，特命名为"天鼎"。"天"有大、上的意思；"鼎"有兴盛、强大、盛大之意。天鼎的直意是似天一样的盛大。在此处的真正含义是治疗咽喉部病症、颈部病症有非常重要的意义。

体位：侧卧位或坐卧位。

位置：在胸锁乳突肌后缘和甲状软骨下缘往后延伸平行线的交叉处。

《针灸甲乙经·卷三》："在缺盆上，直扶突，气舍后一寸五分。"

方向：直刺。

深度：1~2cm。

反应：颈部有抽麻感等。

神经：由颈皮神经司皮肤感觉，深处有膈神经和臂丛神经。

主治：扁桃体炎，咽炎，舌咽神经麻痹，颈淋巴结核等。

扶突

名词释义：该敏点是根据其对颈部病症有显著疗效而定的。在正常时，双侧胸锁乳突肌是突起的，如副神经麻痹，胸锁乳突肌即下陷，不突起，针刺该部位，能帮助胸锁乳突肌突起，特命名为"扶突"。因"扶"有支持、帮助、扶持之意；"突"有突起、突变之意。扶突的直意是帮助突起，其真实含义是治疗胸锁乳突肌瘫痪的好部位。后来在临床实践中还发现其对咽喉部病症也有疗效。

体位：坐位或侧卧位。

位置：在甲状软骨上缘平行往外，至胸锁乳突肌中央凹陷处。

《针灸甲乙经·卷三》："在人迎后一寸五分。"

方向：直刺。

深度：1~2cm。

针道

——敏点微创医学探源——

反应：局部抽麻。

神经：有迷走神经通过，分布着颈皮神经和支配胸锁乳突肌的副神经。

主治：副神经麻痹，扁桃体炎，咽炎，舌咽神经麻痹，感冒，颈淋巴结核等。

天窗

名词释义：该敏点是根据其对颈部、咽喉部病症有显著疗效而定的。针刺该部位能治疗颈部和咽喉部的某些病症，古人为了肯定该部位的疗效，特命名为"天窗"。"天"有大、上的意思；"窗"是房屋、车、船等通气透光的装置。天窗的含义即是使颈部和咽喉部某些病症能恢复正常之部位。

体位：坐位或侧卧位。

位置：在胸锁乳突肌后缘的中点。

《针灸甲乙经·卷三》："在曲颊下，扶突后，动脉应手陷者中。"

方向：直刺。

深度：1～2cm。

反应：局部抽麻等。

神经：此处是颈皮神经、耳大神经、枕小神经、锁骨上神经丛、颈神经丛的发出部。

主治：扁桃体炎，咽炎，舌咽神经麻痹，牙周炎，神经性耳聋，耳鸣，颈项部和肩胛部疼痛等。

缺盆

名词释义：该敏点是根据其所在部位而定的。因该敏点在锁骨上窝，此窝凹陷如盆状，此处似缺个盆状物，特命名为缺盆。

体位：坐位或侧卧位。

位置：在锁骨上窝中央，胸锁乳突肌后方凹陷处。

《针灸甲乙经·卷三》："在肩上横骨陷者中。"

方向：直刺。

深度：1～1.5cm。

反应：局部抽麻等。

神经：分布着锁骨上神经，深部有臂神经丛从锁骨上部通过。

主治：扁桃体炎，咽炎，感冒，胸膜炎，胸痛，肩颈部疼痛，颈淋巴结核等。

风府

名词释义：该敏点是根据其对某些风引起的病症有显著疗效而定的。针刺该部位可治疗中风引起的语言障碍、肢体活动障碍等，古人为了肯定部位的作用，特命名为"风府"。其含义即是治疗与风相关病症的府。

体位：坐位微低头或侧卧位。

位置：在枕外粗隆直下的凹陷处。

《针灸甲乙经·卷三》："在项上，入发际一寸，大筋内宛宛中。"

方向：直刺。

深度：2～2.5cm。

反应：局部抽麻感。注意防止出现触电感。

神经：分布着颈神经后支和枕大神经。注意深部为延髓和脊髓的交界处，必须防止深刺。

主治：精神分裂症，反应性精神病，发音障碍，舌咽神经麻痹，扁桃体炎，咽炎等。

哑门

名词释义：该敏点是根据其对不能说话或说不出话等症状有疗效而定的。"哑"指不能说话或说不出话；"门"指门户。"哑门"的直意即是治疗哑病的门户。通过临床实践证明，该敏点对脑血管疾病所致后组颅神经功能障碍而引起的发音不能或障碍有显著疗效；对先天性疾病引起的聋哑，特别是完全聋哑者，疗效较差或无效。

体位：侧卧位或坐位头微低。

位置：在第1颈椎棘突上缘。

《针灸甲乙经·卷三》："在后发际宛宛中。"

方向：直刺。

深度：2～2.5cm。

反应：局部抽麻等。注意防止出现触电感。

神经：分布着颈神经后支，深部通过第1颈椎和第2颈椎之间，椎管内有颈髓，必须防止针刺过深而刺伤颈髓。

主治：精神分裂症，反应性精神病，脑血栓形成，脑出血，舌咽神经麻痹，脑膜炎，脊髓炎，扁桃体炎等。

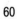

天柱

名词释义：该敏点是根据其对后颅凹病变引起的躯肢平衡障碍有显著疗效而定的。针刺该部位对小脑病损引起的平衡障碍，即行走不稳或不能行走等有显著疗效，为了肯定该部位之疗效，特命名为"天柱"。"天"有大、上之意；"柱"指柱子，是建筑物中直立的起支撑作用的构件。"天柱"，即是天大的柱子，此处的真实含义即是在该部位针刺后，能使行走不稳或不能行走等很快恢复正常。这种疗效的快速出现，使人体似用天大的柱子进行支撑一样。

体位：坐位或侧卧位。

位置：在哑门平行往外，斜方肌外缘凹陷处。

《针灸甲乙经·卷三》："在侠项后发际，大筋外廉陷者中。"

方向：直刺。

深度：2～3cm。

反应：局部抽麻等。

神经：分布着颈神经后支和枕小神经。

主治：小脑病损引起的平衡障碍，枕后疼痛，颈后疼痛，咽炎，扁桃体炎等。

风池

名词释义：该敏点是根据其对一些风引起的病症有显著疗效而定的。针刺该部位能治疗感冒等引起的头痛，古人为了肯定该部之作用，特命名为"风池"。"风"，中医学认为风能引起多种病症；"池"即指池塘。"风池"的含义是治疗"风"引起的相关病症的部位。

体位：坐位或侧卧位。

位置：在风府平行往外，斜方肌和胸锁乳突肌之间的凹陷处。

《针灸甲乙经·卷三》："在颞颥后发际陷者中。"

方向：向鼻尖方向直刺。

深度：2～3cm。

反应：局部抽麻等。

神经：分布着枕小神经和枕大神经。

主治：感冒后引起的头痛，枕大神经痛（炎），颈部和肩背部痛，脑出血，脑血栓形成，脑膜炎等。

相关敏点见图3-3、图3-4。

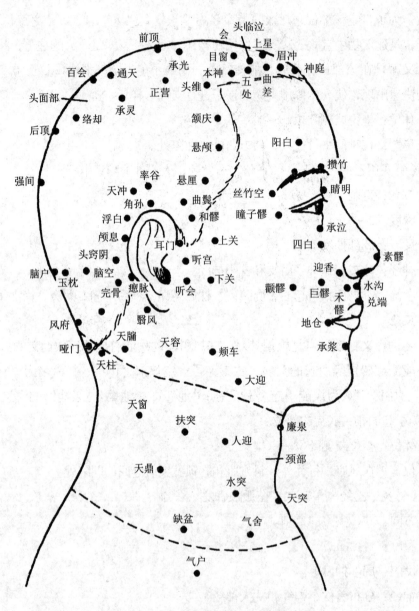

图3-3 头面部、颈部敏点分布图

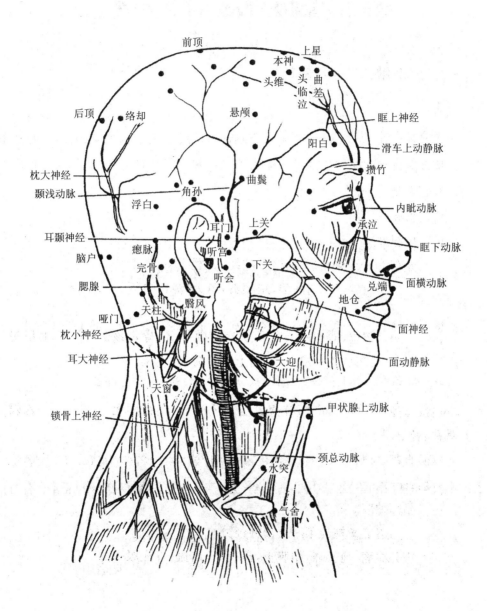

图3-4 头面部、颈部敏点与神经等组织关系图

第三节 肩部及上肢敏点（共72个）

一、肩部敏点（共13个）

肩井

名词释义：针刺该部位，对肩部某些病症有显著疗效，命名"肩井"。井，指人工挖成能取出水的深洞及整齐、有秩序；"肩井"即肩部的井。这里的真正含义是治疗肩部病症的好部位。

体位：坐位。

位置：在肩上，约为大椎与肩峰的中点。

《针灸甲乙经·卷三》："在肩上陷者中，缺盆上大骨前。"

方向：垂直刺入。

深度：2～3cm。注意深部正当肺尖，慎不可深刺，以防刺伤肺尖造成气胸。

反应：局部抽麻。

神经：分布着锁骨上神经、副神经、肩胛背神经、肩胛上神经。

主治：头颈肩背痛，上肢瘫痪等。

肩贞

名词释义：因针刺该部位对某些病症有显著疗效，故命名"肩贞"。贞，指坚贞不屈；"肩贞"即肩坚贞不屈。这里的真正含义是针刺该部位后，能使肩活动正常、有力。

体位：坐位。

位置：在肩关节后下方，当上臂内收时，从腋后纹头上2.5cm。

《针灸甲乙经·卷三》："在肩曲胛下，两骨解间，肩髃后陷者中。"

方向：垂直刺入。

深度：3～5cm。

反应：抽麻感可传至小指。

神经：分布着肩胛下神经、腋神经、皮神经（为臂内侧皮神经）、肋间神经。

主治：肩关节周围炎，臂丛神经炎，偏瘫所致肩关节活动障碍等。

巨骨

名词释义：该敏点是根据其所在部位的骨名而定的。

体位：坐位。

位置：在肩关节内方，锁骨与肩胛冈接合部的凹陷处。

《针灸甲乙经·卷三》："在肩端上行两叉骨间陷者中。"

方向：垂直刺入。

深度：2~3cm。

反应：肩部抽麻。

神经：分布着锁骨上神经和腋神经。

主治：肩关节周围炎，臂丛神经炎，上肢瘫痪所致肩部活动障碍，颈淋巴结核等。

天髎

名词释义：针刺该部位对肩部某些病症有显著疗效，故命名"天髎"。天，指大、极；髎，指会、孔。"天髎"即大会或大孔。这里的真正含义是针刺治疗肩部病症的好部位。

体位：坐位。

位置：在肩井穴直下的肩胛冈上方1.5cm处。

《针灸甲乙经·卷三》："在肩缺盆中毖骨之间陷者中。"

方向：垂直刺入。

深度：2~3cm。

反应：局部抽麻感。

神经：分布着锁骨上神经、副神经、肩胛上神经。

主治：肩关节周围炎，哮喘等。

肩髃

名词释义：该敏点是根据其所在部位而定的。"髃"，指髃骨；"肩髃"即肩部髃骨处。实际含义是该部位为治疗肩部某些病症的好部位。

体位：坐位。

位置：在肩端，肩峰和肱骨大结节的骨缝间，举臂时，指尖掐得凹陷处。

《针灸甲乙经·卷三》："在肩端两骨间。"

方向：直刺或往下斜刺。

深度：2～3cm。

反应：局部抽麻。

神经：分布着腋神经、臂外侧皮神经和锁骨上神经。

主治：肩关节周围炎，臂丛神经炎，上肢瘫痪所致肩部活动障碍等。

肩髎

名词释义：该敏点是因针刺该部位对肩部某些病症有显著疗效而命名的。"肩髎"即肩部孔穴。实际含义是治疗肩部某些病症的孔穴。

体位：坐位。

位置：在肩峰后下方凹陷处。

《针灸甲乙经·卷三》："在肩端臑上，斜举臂取之。"

方向：垂直刺入。

深度：2～3cm。

反应：局部抽麻。

神经：分布着肩胛上神经、腋神经、锁骨上神经和外侧皮神经。

主治：肩关节周围炎，臂丛神经炎，上肢瘫痪，肩关节活动障碍等。

臑俞

名词释义：针刺该部位对肩部某些病症有显著疗效，特命名"臑俞"。

体位：坐位。

位置：在肩部后面，当肩胛冈中点的下方凹陷处。

《针灸甲乙经·卷三》："在肩臑后大骨下，胛上廉陷者中。"

方向：垂直刺入。

深度：3～4cm。

反应：抽麻感可传至上臂。

经神：分布着副神经分支、腋神经分支。

主治：肩关节周围炎，臂丛神经炎等。

秉风

名词释义：因针刺该部位能主治肩痛不可举，功效为舒筋散风，故命名"秉风"。秉，指拿着、掌握、主持；风，指风邪。"秉风"即掌握风邪。这里的真正含义是针刺能祛风邪之部位。

体位：坐位。

位置：在肩胛上缘中点。

《针灸甲乙经·卷三》："侠天窌，在外肩上小髃骨后，举臂有空。"

方向：垂直刺入。

深度：2～3cm。

反应：抽麻感可扩散至肩。

神经：分布着锁骨上神经、肩胛上神经和副神经。

主治：肩关节周围炎，臂丛神经炎等。

天宗

名词释义：因针刺该部位能治疗肩部某些病症，使功能恢复正常，特命名"天宗"。天，指光、天性；宗，指正宗。"天宗"即先天的正宗功能。这里的真正含义是针刺该部位，能使肩恢复正常生理功能。

体位：坐位。

位置：在肩胛冈上缘中央垂直往下，与第5胸椎棘突平行线的交叉点。

《针灸甲乙经·卷三》："在秉风后大骨下陷者中。"

方向：垂直刺入。

深度：3～4cm。

反应：抽麻感可传至肩后及腋下。

神经：分布着肩胛上神经。

主治：肩关节周围炎，臂丛神经炎，上肢中枢性瘫痪，哮喘等。

肩外俞

名词释义：因针刺该部位对肩部某些病症有显著疗效，故命名"肩俞"。因位于肩中外俞侧，特命名"肩外俞"。

体位：坐位。

位置：在肩胛骨内侧角上方。

《针灸甲乙经·卷三》："在肩胛上廉，去脊三寸陷者中。"

方向：垂直刺入。

深度：2～4cm。

反应：抽麻感可传至上肢。

神经：分布着第6、第7颈神经后支，肩胛背神经和副神经。

主治：颈项肩背痛，落枕，感冒，肺炎，胸膜炎，哮喘等。

肩中俞

名词释义：因针刺该部位对肩部某些病症有显著疗效，故命名"肩中俞"。

体位：坐位。

位置：在肩胛骨内侧缘的引线与第7颈椎棘突尖的平行线的交叉点。

《针灸甲乙经·卷三》："在肩胛内廉去脊二寸陷者中。"

方向：垂直刺入。

深度：2～4cm。

反应：抽麻感有时可传至上肢。

神经：分布着第6颈神经后支、肩胛背神经和副神经。

主治：支气管炎，肺炎，肺结核，哮喘，扁桃体炎，喉炎，枕部头痛，颈项部痛等。

曲垣

名词释义：该敏点是根据其所在部位而定的。曲，指弯曲；垣，指垣墙。其在肩胛冈上窝内侧，此处弯曲犹如垣墙，故命名"曲垣"。

体位：坐位。

位置：在肩胛冈上缘中央。

《针灸甲乙经·卷三》："在肩中央曲甲陷者中，按之动脉应手。"

方向：垂直刺入。

深度：2～4cm。

反应：局部抽麻。

神经：分布着胸神经后支、肩胛上神经等。

主治：肩关节周围炎，臂丛神经炎，哮喘等。

臑会

名词释义：因针刺该部位对肩的某些病症有显著疗效，故命名"臑会"。

体位：坐位。

位置：在肱骨大结节的后下方，三角肌后缘与腋后缘平行线的交叉点。

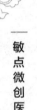

《针灸甲乙经·卷三》:"在臂前廉,去肩头三寸。"

方向:垂直刺入。

深度:2～4cm。

反应:抽麻感可传至肘。

神经:分布着腋神经、桡神经,由臂外侧皮神经司皮肤感觉。

主治:肩关节周围炎,臂丛神经炎,桡神经炎,上肢中枢性瘫痪等。

二、上肢敏点(共59个)

分内侧3条线和外侧3条线描述:

(一)上肢内侧前线敏点(共6个)

少商

名词释义:"少商"指拇指末端之部位。

体位:坐位或卧位。

位置:在拇指桡侧,距爪甲角约0.3cm。

《针灸甲乙经·卷三》:"在手大指端内侧,去爪甲如韭叶。"

方向:直刺。

深度:0.3cm。

反应:局部痛。

神经:分布着来自正中神经的指掌侧固有神经。

主治:对休克、口腔炎、昏迷、癫痫等有一定疗效。

鱼际

名词释义:该敏点是根据其所在部位而定的。"鱼",指拇指球肌群所形成的隆起;"际",指边缘之意。"鱼际"即是位于掌后肉隆起大鱼际的边缘。

体位:自由体位。

位置:在第1掌骨掌侧中部,赤白肉际处取之。

《针灸甲乙经·卷三》:"在手大指本节后侧散脉中。"

方向:直刺。

深度:1cm。

反应:局部抽麻。

神经：分布着前臂外侧皮神经、桡神经、正中神经分支。

主治：对头痛、头晕、支气管炎、心动过速等有一定疗效。

太渊

名词释义：该敏点是根据其对上肢、头、面、心、肺等病症有疗效而定的。"太"有"盛大"之意；"渊"指深渊。"太渊"的直意是大深渊，其真正含义是好的治病部位。

体位：自由体位，手掌向上。

位置：在腕横纹上，桡动脉外侧取之。

《针灸甲乙经·卷三》："在掌后陷者中。"

方向：直刺。

深度：0.3～0.5cm。

反应：局部抽麻。

神经：分布着前臂外侧皮神经、桡神经和正中神经。

主治：腕关节痛及前臂疼痛。对头痛、气管炎、肺炎、冠状动脉粥样硬化性心脏病等有一定疗效。

经渠

名词释义：该敏点是根据其对手腕疼痛、肺病、心病有效而定的。"经"指经过；"渠"指渠道。"经渠"的直意是经过的渠道，其真实的含义是，该部位是治疗上述病症经过的渠道，即好部位。

体位：坐位或卧位，手心向上。

位置：在腕横纹上2.5cm的桡动脉旁。

《针灸甲乙经·卷三》："在寸口陷者中。"

方向：直刺。

深度：0.3～0.5cm。

反应：局部抽麻等。

神经：分布着前臂外侧皮神经、桡神经和正中神经。

主治：腕关节痛。对扁桃体炎、喉炎、哮喘、食管痉挛、肺结核、肺炎、冠状动脉粥样硬化性心脏病等有效。

孔最

名词释义：该敏点是根据其对某些病症有显著疗效而定的。"孔"指孔穴；"最"指最好。"孔最"的直意是最好的穴位，其真实含义是治疗某些病症的好穴位。

体位：坐位或卧位，手心向上平放。

位置：在太渊和尺泽连线的上3/5处。

《针灸甲乙经·卷三》："去腕七寸。"

方向：直刺。

深度：1~1.5cm。

反应：局部抽麻。

神经：分布着前臂外侧皮神经、桡神经和正中神经。

主治：肘臂疼痛，肘关节屈伸困难。对扁桃体炎、喉炎、舌咽神经麻痹、感冒、气管炎、肺结核等有效。

尺泽

名词释义：该敏点是根据其对某些病症有显著疗效而定的。"尺"指前臂部；"泽"指水积聚的地方，即指恩惠、恩泽等。"尺泽"的直意是在前臂的泽，真实含义即是治疗某些病症的好部位。

体位：坐位或卧位，肘伸直平放。

位置：在肘窝横纹的桡侧、肱二头肌腱的外方，动脉旁。

《针灸甲乙经·卷三》："在肘中约纹上动脉。"

方向：直刺。

深度：1~1.5cm。

反应：局部抽麻感，有些可传导。

神经：分布着桡神经和肌皮神经。

主治：肘关节疼痛，屈伸困难，上肢中枢性瘫痪及周围性瘫痪。对扁桃体炎、咽炎、舌咽神经麻痹、支气管炎、肺结核、冠状动脉粥样硬化性心脏病等有效。

（二）上肢内侧中线敏点（共8个）

中冲

名词释义：该敏点是根据其对某些病症有显著疗效而定的。"中"指中间、中指；"冲"除有冲洗、冲刷之意外，还有直上和交通要道之意。"中冲"即是位于中指的要道。

体位：自由体位。

位置：在手中指端之中央。

《针灸甲乙经·卷三》："在手中指之端，去爪甲如韭叶陷者中。"

方向：直刺。

深度：0.3cm。

反应：局部疼痛。

神经：分布着来自正中神经的指掌侧固有神经。

主治：对休克、头晕、眼结膜炎、支气管炎、心肌炎等有效。

劳宫

名词释义：该敏点是根据其对手部病症有显著疗效而定的。"劳"指劳动；"宫"指宫殿、宫廷。"劳宫"的直意是劳动的宫殿，真实的含义是能使功能障碍的手恢复劳动功能的好部位。

体位：自由体位，手心向上。

位置：在掌中央，第3掌骨和第4掌骨之间。

《针灸甲乙经·卷三》："在掌中央动脉中。"

方向：直刺。

深度：1～1.5cm。

反应：局部抽麻等。

神经：分布着正中神经和尺神经的指掌侧神经，由正中神经司皮肤感觉。

主治：周围神经和中枢神经病损引起的手部运动障碍和感觉障碍。对气管炎、哮喘、冠状动脉粥样硬化性心脏病等有效。

大陵

名词释义：该敏点是根据其对手部等多种病症有显著疗效而定的。"大"除有大小的大的意思外，还有深、广和排列第一之意；"陵"指丘陵，古时指帝王的墓地，即好部位。"大陵"即是最好之部位，真实含义是治疗某些病症的好部位。

体位：自由体位，手心向上，手腕放平。

位置：在腕关节掌侧面横纹正中的凹陷处，掌长肌腱和桡侧腕屈肌腱之间。

《针灸甲乙经·卷三》："在掌后两筋间陷者中。"

方向：直刺。

深度：0.3～1cm。

反应：局部抽麻，有时可向手传导。

神经：深部有正中神经通过，由正中神经掌皮支司皮肤感觉。

主治：腕关节和手的功能障碍。对头痛、扁桃体炎、哮喘、胸膜炎、心肌炎、冠状动脉粥样硬化性心脏病等有效。

内关

名词释义：该敏点是根据其对上肢病症和心肺病症有显著疗效而定的。"内"指内侧；"关"有关口之意。"内关"的直意即是位于上肢内侧之关口，其真实的含义是治疗上肢病症和心肺病症的好部位。后代医学家们还总结出"胸胁若有病，速与内关谋"的临床经验。

体位：自由体位，手心向上，腕放平。

位置：在腕横纹上4.5cm外的掌长肌腱与桡侧屈肌腱之间。

《针灸甲乙经·卷三》："在掌后去腕二寸。"

方向：直刺。

深度：1～1.5cm。

反应：抽麻感可传到手。

神经：深部有正中神经通过，由前臂内侧皮神经和前臂外侧皮神经司皮肤感觉。

主治：上肢瘫痪及手瘫痪、麻木。对哮喘、胸膜炎、心肌炎、心内膜炎、冠状动脉粥样硬化性心脏病等病症有显著疗效。

间使

名词释义：该敏点是根据其对某些病症有显著疗效而定的。"间"指间隙、之间；"使"有出使、使者之意。"间使"的直意是被治愈后能出任其间的使者，其真实含义是治疗某些病症的好部位。

体位：坐位或卧位，手心向上，前臂平伸。

位置：在腕横纹上7cm处的掌长肌腱和桡侧腕屈肌腱之间。

《针灸甲乙经·卷三》："在掌后三寸，两筋间陷者中。"

方向：直刺。

深度：1.5～2cm。

反应：局部抽麻，有时可传到手。

神经：深部有正中神经通过，由前臂内侧皮神经和前臂外侧皮神经司皮肤感觉。

主治：上肢瘫痪和手瘫痪、麻木。对哮喘、胸膜炎、冠状动脉粥样硬化性心脏病、心肌炎等病症有显著疗效。

郄门

名词释义：该敏点是根据其对某些病症有显著疗效而定的。"郄"指空隙；"门"指门户，为神气出入之门。"郄门"的直意是隙或门户，真实含义是治疗某些病症的好部位。

体位：自由体位，手心向上，前臂放平。

位置：在腕横纹上11cm处的掌长肌腱和桡侧腕屈肌腱之间。

《针灸甲乙经·卷三》："去腕五寸。"

方向：直刺。

深度：1.5～2.5cm。

反应：局部抽麻，有时可传到手。

神经：深部是正中神经通过。由前臂内侧皮神经和前臂外侧皮神经司皮肤感觉。

主治：对癔症、精神分裂症、胸膜炎、冠状动脉粥样硬化性心脏病等有效。

曲泽

名词释义：该敏点是根据其对某些病症有显著疗效而定的。"曲"指能使肘弯曲处；"泽"指水积聚之部位，另外，即指恩惠、恩泽。"曲泽"的直意是能使肘弯曲的恩惠部位，其真实含义是能使肘弯曲的好部位。

体位：自由体位，上肢平放，肘关节伸直。

位置：在肘窝正中偏内侧凹陷处。

《针灸甲乙经·卷三》："在肘内廉下陷者中，屈肘得之。"

方向：直刺。

深度：1～1.5cm。

反应：局部有抽麻感，有时可传到前臂。

神经：正中神经由此通过。由臂内侧皮神经和前臂内侧皮神经司皮肤感觉。

主治：上肢、肘关节、腕关节瘫痪及麻木。对气管炎、胸膜炎、冠状动脉粥样硬化性心脏病、心肌炎等病症有显著疗效。

天泉

名词释义：该敏点是根据其对某些病症有显著疗效而定的。"天"有上、大之意；"泉"指地下水所出之部位。"天泉"的直意是大泉，其真实含义是治疗某些病症的好部位。

体位：坐位或卧位。

位置：在腋前缘水平线往下4.5cm的肱二头肌两头之间。

《针灸甲乙经·卷三》："在曲腋下去臂二寸。"

方向：直刺。

深度：1.5～2cm。

反应：局部抽麻，有时可传至臂。

神经：分布着臂内侧皮神经和肌皮神经。

主治：对肩关节周围炎，心内膜炎，冠状动脉粥样硬化性心脏病，胸膜炎有效。

（三）上肢内侧后线敏点（共11个）

少冲

名词释义：该敏点是根据其对某些病症有显著疗效而定的。"少"指少、小指；"冲"除有冲洗、冲刷之意以外，还有直上和交通要道之意。"少冲"的含义即是位于小指的好穴位。

体位：自由体位。

位置：在小指桡侧，距爪甲0.3cm。

《针灸甲乙经·卷三》："在手小指内廉之端，去爪甲如韭叶。"

方向：直刺。

深度：0.3cm。

反应：局部疼痛。

神经：分布着尺神经。

主治：对急性扁桃体炎、胸膜炎、阵发性心动过速、冠状动脉粥样硬化性心脏病等有一定疗效。

少府

名词释义：该敏点是根据其对某些病症有显著疗效而定的。"少"指少、小指；"府"指国家政府首脑办公的机构、贵人之住宅。"少府"的真实含义是小指治病的重要部位。

体位：自由体位。

位置：在小指指掌关节桡侧的第4、第5掌骨间。

《针灸甲乙经·卷三》："在小指本节后陷者中。"

方向：直刺。

深度：1cm。

反应：局部抽麻感。

神经：分布着尺神经。

主治：对胸膜炎、冠状动脉粥样硬化性心脏病、哮喘等有一定疗效。

神门

名词释义：该敏点是根据其对某些病症有显著疗效而定的。"神"有神速、神奇之意；"门"指门户。"神门"的直意是神奇的门户，其真实的含义是治疗某些病症的好部位。

体位：坐位或卧位，手心向上，手腕平放。

位置：在豌豆骨和尺骨之间的尺侧腕屈肌腱桡侧。

《针灸甲乙经·卷三》："在掌后兑骨之端陷者中。"

方向：直刺。

深度：1cm。

反应：局部抽麻感，有时可传到小指。

神经：在尺神经的通路上，分布着前臂内侧皮神经和尺神经。

主治：对冠状动脉粥样硬化性心脏病、胸膜炎、哮喘、咽炎等有显著疗效。

阴郄

名词释义：该敏点是根据其对某些病症有显著疗效而定的。"阴"指阴面；"郄"指空隙。"阴郄"的直意是阴面的空隙，其真实含义是在阴面能治疗病症的好部位。

体位：自由体位，手腕平放。

位置：在神门上1.5cm处。

《针灸甲乙经·卷三》："在掌后脉中去腕五分。"

方向：直刺。

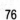

深度：1cm。

反应：局部抽麻感，有时可传到小指。

神经：在尺神经的通路上，分布着前臂内侧皮神经和尺神经。

主治：对头痛、头晕、咽炎、冠状动脉粥样硬化性心脏病、阵发性心动过速等有显著疗效。

通里

名词释义：该敏点是根据其对心、肺病症有显著疗效而定的。"通"是通达、通行；"里"指内、内脏等。"通里"的直意是通达内脏，真实含义是治疗心、肺病症的好部位。

体位：坐位或卧位，手腕放平。

位置：在神门上3cm处。

《针灸甲乙经·卷三》："在腕后一寸。"

方向：直刺。

深度：1cm。

反应：局部抽麻感，有时可传到小指。

神经：在尺神经的通路上，分布着前臂内侧皮神经、尺神经和正中神经。

主治：对头痛、头晕、咽炎、眼结膜炎、冠状动脉粥样硬化性心脏病、心肌炎、支气管炎、肺结核等病症有显著疗效。

灵道

名词释义：该敏点是根据其对某些病症有显著疗效而定的。"灵"有灵验、灵活、神灵之意；"道"指道路、通道。"灵道"的直意是良好的道路，其真实含义是指治疗某些病症的好部位。

体位：自由体位，手腕平放。

位置：在神门穴上4.5cm。

《针灸甲乙经·卷三》："在掌后一寸五分或曰一寸。"

方向：直刺。

深度：1cm。

反应：局部抽麻感，有时可传到小指。

神经：分布着前臂内侧皮神经和尺神经。

主治：尺神经麻痹。对癔症、肺结核、冠状动脉粥样硬化性心脏病等有一定疗效。

少海

名词释义：该敏点是根据其对某些病症有显著疗效而定的。"少"有小之意；"海"指大海。"少海"的直意即是小海，其真实的含义是治疗某些病症的好部位。

体位：坐位或卧位，臂伸直放平。

位置：在肱骨内上髁上缘平行内的动脉旁。

《针灸甲乙经·卷三》："在肘内廉节后陷者中，动脉应手。"

方向：直刺。

深度：1~1.5cm。

反应：局部有抽麻感，有时可传到前臂。

神经：深层有正中神经，分布着肌皮神经、臂内侧皮神经和前臂内侧皮神经。

主治：上肢瘫痪和麻木。对扁桃体炎、咽炎、胸膜炎、肺结核、冠状动脉粥样硬化性心脏病、风湿性心脏病等有显著疗效。

青灵

名词释义：该敏点是根据其对某些病症有显著疗效而定的。"青"除指青色外，还有青春、青年之意；"灵"有效验、灵活、神灵之意。"青灵"即是非常有活力之意，其真正含义是治疗某些病症的好部位。

体位：卧位，臂放平。

位置：在少海上7cm处的动脉旁。

《针灸甲乙经·卷三》："在肘上三寸。"

方向：直刺。

深度：1cm。

反应：局部抽麻，有时可传到前臂。

神经：深部是正中神经及尺神经，分布着臂内侧皮神经。

主治：臂丛神经炎，上肢瘫痪、麻木。对气管炎、冠状动脉粥样硬化性心脏病等有显著疗效。

侠白

名词释义：该敏点是根据其对某些病症有显著疗效而定的。"侠"有豪侠、侠气之意;"白"除白色外,还有清楚、明白之意。"侠白"的含义是非常好的治病部位。

体位:卧位,上肢外展平放。

位置:在少海上9cm处动脉旁。

《针灸甲乙经·卷三》:"在天府下去肘五寸动脉中。"

方向:直刺。

深度:1~1.5cm。

反应:局部抽麻,可传到前臂。

神经:有正中神经和尺神经通过。分布着内侧皮神经和肌皮神经。

主治:上肢瘫痪,麻木,胸膜炎,肺结核,冠状动脉粥样硬化性心脏病,风湿性心脏病等。

天府

名词释义:该敏点是根据其对某些病症有显著疗效而定的。"天"有大、上之意;"府"指国家政府首脑办公机构、贵人之宅。其真实含义是治疗某些病症的好部位。

体位:卧位,上肢外展平放。

位置:在腋下6cm处的动脉旁。

《针灸甲乙经·卷三》:"在腋下三寸,臂内廉动脉中。"

方向:直刺。

深度:1~1.5cm。

反应:局部抽麻,有时可传到前臂。

神经:有正中神经和尺神经通过,分布着臂内侧皮神经和肌皮神经。

主治:心动过速,胸膜炎,肺结核,冠状动脉粥样硬化性心脏病等。

极泉

名词释义:该敏点是根据其对某些病症有显著疗效而定的。"极"指顶端、最高点、尽头处,除此之外,还有表示极重要、极大之意;"泉"指地下涌出的水。"极泉"的直意是非常重要的泉,其真实的含义是治疗某些病症的好部位。

体位:卧位,上肢外展平放。

位置:在腋窝外侧的动脉旁。

《针灸甲乙经·卷三》:"在腋下筋间动脉中。"

方向:直刺。

深度:1~1.5cm。

反应:局部抽麻,有时可传到前臂。

神经:有正中神经、尺神经通过,分布着臂内侧皮神经、肋间神经、胸前神经和肌皮神经。

主治:臂丛神经炎,胸膜炎,心包炎,冠状动脉粥样硬化性心脏病等。

(四)上肢外侧前线敏点(共15个)

商阳

名词释义:该敏点是根据其对某些病症有效而定的。"商"指商量,即协商;"阳"指阳面。"商阳"即是位于阳面的好部位。

体位:自由体位。

位置:在食指桡侧,距指甲约0.3cm处。

《针灸甲乙经·卷三》:"在手大指次指内侧,去爪甲如韭叶。"

方向:直刺。

深度:0.3cm。

反应:局部疼痛。

神经:分布着正中神经的指掌侧固有神经。

主治:对头痛、耳鸣、扁桃体炎、哮喘等有一定疗效。

二间

名词释义:该敏点是根据其所在食指第2节间隙而定的。

体位:自由体位。

位置:在食指桡侧,指掌关节的前方横纹端,指尖揾得的凹陷处。

《针灸甲乙经·卷三》:"在大指、次指本节前内侧陷者中。"

方向:直刺。

深度:0.3cm。

反应:局部抽麻。

神经:分布着桡神经及正中神经的指掌侧固有神经。

主治:对眼结膜炎、扁桃体炎有一定疗效。

三间

名词释义：该敏点是根据其所在食指第3节后陷者中而定的。

体位：自由体位。

位置：在食指桡侧，第3掌骨的后方，指尖掐得的凹陷处。

《针灸甲乙经·卷三》："在手大指次指本节后，内侧陷者中。"

方向：直刺。

深度：0.5～1cm。

反应：局部抽麻，有时可传到食指。

神经：分布着桡神经及正中神经的指掌侧固有神经。

主治：对眼结膜炎、急性腮腺炎、牙痛、扁桃体炎、肺气肿等有一定疗效。

合谷

名词释义：该敏点是根据其对拇指、食指运动障碍有显著疗效而定的。"合"指会合；"谷"指两山或两块高地中间的夹道。拇指和食指中间的凹陷部位似"谷"，中风患者手指瘫痪，拇指、食指不能合拢。针刺该部位，能使拇指、食指合拢，使中间的谷合住，特命名"合谷"。

体位：自由体位。

位置：在第2掌骨中间的桡侧缘。

《灵枢·本输》："在大指歧骨之间。"

《针灸甲乙经·卷三》："在手大指次指间。"

方向：直刺。

深度：1.5～2.5cm。

反应：局部抽麻可传到食指或拇指，有时可伴有手指抽动。

神经：分布着桡神经浅支。

主治：手拇指、食指运动障碍、麻木等。对头痛、耳鸣、牙痛、扁桃体炎、急性腮腺炎、舌咽神经麻痹等有效。

阳溪

名词释义：该敏点是根据其对腕关节和手的功能障碍有显著疗效而定的。"阳"指阳面；"溪"指山间的小河沟。"阳溪"的直意是阳面之溪，其真实的含义是治疗手、腕病症的好部位。

体位：自由体位。

位置：在腕关节桡侧的凹陷中。

《针灸甲乙经·卷三》："在腕中上侧两旁间陷者中。"

方向：直刺。

深度：0.5～1cm。

反应：局部抽麻感，有时可传到食指或拇指。

神经：分布着桡神经浅支。

主治：对中风引起的腕关节活动障碍、手瘫痪有显著疗效。对头痛、眼结膜炎、耳鸣、齿龈炎、扁桃体炎等有一定疗效。

列缺

名词释义：该敏点是根据其治疗的体征而定的。中风患者伸展、并拢手指时，拇指或（和）食指常不能并齐，为缺列。针刺该部位能使其恢复正常，特命名为"列缺"。

体位：坐位或卧位。

位置：患者两手虎口交叉，食指尖端到达的凹陷处。

《针灸甲乙经·卷三》："去腕上一寸五分。"

方向：直刺。

深度：0.5cm。

反应：局部抽麻，有时可传到食指或拇指。

神经：分布着前臂外侧皮神经、桡神经和正中神经。

主治：腕关节，手和前臂瘫痪、麻木等。对头痛、扁桃体炎、咽炎、感冒、哮喘等有一定疗效。

偏历

名词释义：该敏点是根据其所在部位而定的。

体位：自由体位。

位置：在阳溪直上8cm。

《针灸甲乙经·卷三》："在腕后三寸。"

方向：直刺。

深度：1cm。

反应：局部抽麻。

神经：分布着桡神经的浅支和前臂外侧皮神经。

主治：对桡神经炎、耳鸣、齿龈炎、扁桃体炎、喉炎有一定疗效。

温溜

名词释义：该敏点是根据其对前臂瘫痪、腕和手伸展障碍有显著疗效而定的。"温"指阳气；"溜"有流通之意。针刺该部位，能使前臂、腕、手的阳气流通，即功能恢复，特命名"温溜"。

体位：坐位或卧位。

位置：在阳溪直上13cm处的凹陷中。

《针灸甲乙经·卷三》："在腕后少士五寸，大士六寸。"

方向：直刺。

深度：0.5～1cm。

反应：局部抽麻，有时可传到手腕。

神经：分布着前臂背侧皮神经、前臂外侧皮神和桡神经。

主治：前臂外侧、腕、手运动障碍、麻木。对头痛、齿龈炎、扁桃体炎等有一定疗效。

下廉

名词释义：该敏点是根据其所在前臂桡骨边缘上廉之下而定的。

体位：坐位或卧位。

位置：在曲池下10cm的凹陷处。

《针灸甲乙经·卷三》："在辅骨下去上廉一寸。"

方向：直刺。

深度：0.3～1cm。

反应：局部抽麻。

神经：分布着桡神经、前臂背侧皮神经和前臂外侧皮神经。

主治：对头痛、眩晕、眼结膜炎、支气管炎、哮喘等有一定疗效。

上廉

名词释义：该敏点是根据其位于下廉之上而定的。

体位：坐位或卧位。

位置：在桡骨的桡侧，距曲池7cm。

《针灸甲乙经·卷三》："在三里下一寸。"

方向：直刺。

深度：0.5～1.5cm。

反应：局部抽麻等。

神经：同下廉。

主治：前臂瘫痪。对感冒、头痛、哮喘等有一定疗效。

手三里

名词释义：与足三里相对应而名。

体位：坐位或卧位。

位置：在桡骨桡侧，曲池下4.5cm。

《针灸甲乙经·卷三》："在曲池下二寸。"

方向：直刺。

深度：1～2cm。

反应：局部抽麻等。

神经：分布着支配该部位肌肉的桡神经、前臂背侧皮神经和前臂外侧皮神经。

主治：肘关节及前臂运动障碍，肘臂疼痛，麻木。对牙痛、口腔炎、腮腺炎、颈淋巴结炎、乳腺炎、感冒等有一定疗效。

曲池

名词释义：该敏点是根据其对肘部病症有显著疗效而定的。肘部病变常引起屈曲困难，针刺该部位，可使肘屈正常，故命名"曲池"。因"曲"指弯；"池"指池塘，或形容某些和池塘形状相同的处所。其真实含义是能使肘屈曲的好部位。

体位：坐位或卧位。

位置：屈肘，在肘横纹桡侧头至桡骨头中点。

《针灸甲乙经·卷三》："在肘外辅骨肘骨之中。"

方向：直刺。

深度：2～2.5cm。

反应：局部抽麻有时可传到前臂。

神经：分布着支配该部肌肉的桡神经、前臂背侧皮神经和臂后皮神经。

主治：对中风引起的上肢瘫痪、手臂疼痛、肘中疼痛难屈伸、肱骨外上髁炎等有显著疗效。对眼结膜炎、口腔炎、齿龈炎、扁桃体炎、冠状动脉粥样硬化性心脏病等有一定疗效。

肘髎

名词释义：该敏点是根据其对肘关节病症有显著疗效而定的。"肘"指肘部；"髎"指穴位。"肘髎"即是治疗肘关节病症的穴位。

体位：坐位或卧位。

位置：在曲池上3cm处的肱骨桡侧前缘。

《针灸甲乙经·卷三》："在肘大骨外廉陷者中。"

方向：直刺。

深度：1.5～2.5cm。

神经：分布着臂后皮神经和桡神经。

主治：肘臂痛，麻木，肘关节活动障碍，肱骨外上髁炎等。

手五里

名词释义：该敏点是根据其所在部位而定的。

体位：坐位或卧位。

位置：在曲池上7cm处的肱骨外侧，肱三头肌外缘。

《针灸甲乙经·卷三》："在肘上三寸，行向里大脉中央。"

方向：直刺。

深度：1.5～2.5cm。

反应：局部抽麻等。

神经：分布着臂外侧皮神经和臂后皮神经，其深部为桡神经。

主治：中枢性上肢瘫痪、麻木，臂丛神经炎，桡神经炎，颈淋巴结核，支气管炎等。

臂臑

名词释义：该敏点因其所在部位而定。

体位：坐位或卧位。

位置：在三角肌尖端后的后缘，肱三头肌的外侧缘。

《针灸甲乙经·卷三》："在肘上七寸，腘肉端。"

方向：直刺。

深度：1.5～2.5cm。

反应：局部抽麻。

神经：分布着腋神经、桡神经和臂外侧皮神经。

主治：肩关节疼痛、活动障碍、麻木等。

（五）上肢外侧中线敏点（共11个）

关冲

名词释义：该敏点是根据其所在部位而定的。"关"者为出入之要处；"冲"除指冲洗外，还指直上及交通要道。"关冲"即是重要关口，其真正含义为治疗某些病症的好部位。

体位：自由体位。

位置：在无名指的尺侧，距爪甲角约0.3cm。

《灵枢·本输》："手小指次指之端也。"

《针灸甲乙经·卷三》："手小指次指之端也，去爪甲角如韭叶。"

方向：直刺。

深度：0.3cm。

反应：局部疼痛。

神经：分布着尺神经指掌侧的固有神经。

主治：对头痛、眼结膜炎、扁桃体炎、咽炎、感冒等有一定疗效。

腋门

名词释义：该敏点是根据其所在无名指与小指的指缝间而定的。因为"腋"同掖，腋门即指掖门，原名为宫中旁门。

体位：自由体位。

位置：在第4、第5掌指关节前方的凹陷处。

《针灸甲乙经·卷三》："在小指次指间陷者中。"

方向：直刺。

深度：0.5cm。

反应：局部抽麻等。

神经：分布着尺神经的指背神经。

主治：对眼结膜炎、头痛、眩晕、耳鸣、齿龈炎、尺神经炎等有一定疗效。

中渚

名词释义：据所在部位而命名。

体位：自由体位。

位置：在第4、第5掌骨间隙的前端，掌骨小头后方的凹陷处。

《针灸甲乙经·卷三》："在手小指次指本节后陷者中。"

方向：直刺。

深度：1cm。

反应：局部抽麻等。

神经：分布着尺神经的指背神经。

主治：对五指不能伸屈，肘臂肿痛，腕关节炎等有显著疗效。对头痛、头晕、眼结膜炎、扁桃体炎、咽炎等有一定疗效。

阳池

名词释义：该敏点是根据其所在部位而定的。"阳"指阳面；"池"指池塘，或形容某些和池塘形状相同之处所。"阳池"的直意即是位于阳面的池。其真实含义是治疗某些病症的好部位。

体位：坐位或卧位。

位置：在手背腕上，桡骨和腕骨的关节部，指总伸肌腱的桡侧，指尖掐得凹陷处。

《针灸甲乙经·卷三》："在手表上腕上陷者中。"

方向：直刺。

深度：1cm。

反应：局部抽麻等。

神经：分布着尺神经手背支和桡神经浅支。

主治：中枢性腕、手活动障碍，腕关节炎，眼结膜炎等。

外关

名词释义：该敏点是根据其位于"内关"之外而定的。因其与"内关"相对。

体位：坐位或卧位。

位置：在阳池穴上4.5cm处的桡骨和尺骨之间。

《针灸甲乙经·卷三》："在腕后二寸陷者中。"

方向：直刺。

深度：1～2cm。

反应：局部抽麻，有时可传到手指。

神经：分布着前臂背侧皮神经和桡神经。

主治：对前臂、腕、手的运动障碍、疼痛、麻木有较好的疗效。对头痛、耳鸣、颈淋巴结核有一定疗效。

支沟

名词释义：该敏点是根据其所在的部位而定的。

体位：自由体位。

位置：在阳池上7cm的桡骨和尺骨之间。

《针灸甲乙经·卷三》："在腕后三寸两骨之间陷者中。"

方向：直刺。

深度：1.5～2.5cm。

反应：局部抽麻等，有时可传到手。

神经：分布着前臂背侧皮神经和桡神经的肌支。

主治：同外关。

三阳络

名词释义：该敏点指手三阳在此相络。

体位：坐位或卧位。

位置：在支沟穴上2.5cm处的尺骨和桡骨之间。

《针灸甲乙经·卷三》："在臂上大交脉支沟上一寸，不可刺。"

方向：直刺。

深度：1～2cm。

反应：局部抽麻等。

神经：分布着桡神经肌支和前臂内侧皮神经。

主治：上肢瘫痪，麻木，疼痛，眼结膜炎，齿龈炎等。

四渎

名词释义：该敏点是根据其对前臂多种病症有显著疗效而定的。"四"指四面

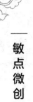

八方；"渎"指水沟、小渠。"四渎"即四面八方汇合之渠，其真实含义是治疗前臂多种病症的好部位。

体位：坐位或卧位。

位置：在尺骨鹰嘴尖部往下11cm处的桡骨和尺骨之间。

《针灸甲乙经·卷三》："在肘前五寸，外廉陷者中。"

方向：直刺。

深度：1.5～2.5cm。

反应：局部抽麻，可在前臂往下传导。

神经：分布着桡神经肌支和前臂背侧皮神经。

主治：对前臂、腕、手的瘫痪、麻木、疼痛、肿胀等有显著疗效。对齿龈炎、扁桃体炎、咽炎、舌咽神经麻痹、哮喘、肺气肿等有一定疗效。

天井

名词释义：该敏点是根据其对某些病症有显著疗效而定的。"天"指上、大；"井"是从地面往下凿成的能取水的深洞，形容形状似井的处所。"天井"的直意是大井，其真实的含义是治疗某些病症的好部位。

体位：坐位或卧位。

位置：在肱骨后面，尺骨鹰嘴凹陷处。

《针灸甲乙经·卷三》："在肘外大骨之后，两筋间陷者中，屈肘得之。"

方向：直刺。

深度：1～2cm。

反应：局部抽麻等。

神经：分布着臂后皮神经、臂内侧皮神经和桡神经肌支。

主治：肘关节炎，头痛，眼结膜炎，扁桃体炎，咽炎等。

清冷渊

名词释义：该敏点是根据其对某些病症有显著疗效而定的。

体位：坐位或卧位。

位置：在天井上8cm处。

《针灸甲乙经·卷三》："在肘上一寸，伸肘举臂取之。"

方向：直刺。

深度：1cm。

反应：局部抽麻等。

神经：分布着臂后皮神经、臂内皮神经和神经肌支。

主治：上肢运动和感觉障碍。对头痛、眼结膜炎等有一定疗效。

消泺

名词释义：该敏点是根据其对某些病症有显著疗效而定的。

体位：坐位或卧位。

位置：在清冷渊与臑会连线之中点处。

《针灸甲乙经·卷三》："在肩下臂外，开腋斜肘分下（行）。"

方向：直刺。

深度：1～1.5cm。

反应：局部抽麻等。

神经：分布着臂后皮神经、臂外侧皮神经和桡神经肌支。

主治：头痛，齿龈炎等。

（六）上肢外侧后线敏点（共8个）

少泽

名词释义：该敏点是根据其对某些病症有显著疗效而定的。"少"指小、小指；"泽"指水积聚之部位，也指恩惠、恩泽。"少泽"直意是在小指恩惠之部位，其真实的含义是在小指治疗某些病症的好部位。

体位：自由体位，使小指尺侧向上。

位置：在小指尺寸侧，距爪甲角后约0.3cm处。

《针灸甲乙经·卷三》："在手小指之端，去爪甲一分陷者中。"

方向：直刺。

深度：0.3cm。

反应：局部疼痛。

神经：分布着尺神经的指掌侧固有神经。

主治：对头痛、感冒、支气管炎、哮喘、冠状动脉粥样硬化性心脏病等有一定疗效。

前谷

名词释义：该敏点是根据其所在小指本节前凹陷处而定的。

体位：自由体位，小指尺侧向上。

位置：在小指的尺侧，指掌关节的前方横纹端，指尖掐得的凹陷处。

《针灸甲乙经·卷三》："在手小指外侧，本节前陷者中。"

方向：直刺。

深度：0.3cm。

反应：局部抽麻。

神经：分布着尺神经的指背神经。

主治：对头痛、眼结膜炎、鼻出血、耳鸣、扁桃体炎、支气管炎、肺结核、胸膜炎、乳腺炎、产后乳汁少、尺神经麻痹等有效。

后溪

名词释义：该敏点主要是根据其所在小指本节后陷者中而定的。

体位：自由体位，小指尺侧向上。

位置：在第5掌骨小头后方的尺侧，掌横纹端，指尖掐得的凹陷处。

《针灸甲乙经·卷三》："在手小指外侧，本节后陷者中。"

方向：直刺。

深度：1～2cm。

反应：局部抽麻，有时可传到小指。

神经：分布着尺神经的指背神经。

主治：中枢性病变引起的手屈不能或困难，尺神经炎。对头痛、癫痫、眼结膜炎、青光眼、鼻炎、冠状动脉粥样硬化性心脏病等有效。

腕骨

名词释义：该敏点主要是根据其所在近腕骨而定的。

体位：坐位或卧位，拇指向下。

位置：在手的尺侧，在第5掌骨底和三角骨之间的凹陷处。

《针灸甲乙经·卷三》："在手外侧腕前，起骨下陷者中。"

方向：直刺。

深度：1cm。

反应：局部抽麻，有时可传到小指。

神经：分布着尺神经的手背支和桡神经。

主治：对头痛、眼结膜炎、耳鸣、胸膜炎等有效。

阳谷

名词释义：该敏点主要是根据其所在腕背的凹陷处而定的。腕背属"阳"，凹陷处称"谷"。

体位：自由体位，手腕尺侧向上微屈腕。

位置：在尺骨茎突和三角骨之间的凹陷处，屈腕取之。

《针灸甲乙经·卷三》："在手外侧腕中，兑骨下陷者中。"

方向：直刺。

深度：0.5～1cm。

反应：局部抽麻，有时可传到小指。

神经：分布着尺神经的手背支和桡神经。

主治：尺神经炎，手屈困难，腕关节炎。对头痛、目眩、耳鸣、耳聋、齿龈炎等有效。

养老

名词释义：该敏点是根据其对手瘫痪、麻木等功能障碍有显著疗效而定的。因老年人患中风时，常出现手瘫痪等严重体征，生活不能自理，需他人照料，而针刺该部位能使手的功能恢复正常，生活能自理，健康度晚年，概括为"养老"。

体位：坐位或卧位，手心向下，腕放平。

位置：在尺骨的背侧面，尺骨小头上方约2.5cm处。

《针灸甲乙经·卷三》："在手踝骨上一空，腕后一寸陷者中。"

方向：直刺。

深度：0.5～1cm。

反应：局部抽麻，有时可传到小指及无名指。

神经：分布着尺神经的手背支、桡神经和前臂内侧皮神经。

主治：腕关节炎，手和前臂瘫痪、麻木等。对眼结膜炎、感冒、耳鸣等有效。

支正

名词释义：该敏点是根据其对手臂功能障碍（即手不能伸屈、前臂不能旋转等）有显著疗效而定的。老年人患中风后常引起手臂活动障碍，不能保持正常的位置，针刺该部位，能使其恢复正常，特命名为"支正"。"支"指肢；"正"指正确、正常。"支正"即是肢体恢复正常。此处的真实含义是治疗前臂、腕关节、手部病症的好部位。

体位：坐位或卧位。

位置：在尺骨后面的中央，距腕后11cm处。

《针灸甲乙经·卷三》："在肘后五寸。"

方向：直刺。

深度：1～2cm。

反应：局部抽麻，有时可传到手部。

神经：分布着前臂内侧皮神经和桡神经。

主治：前臂、腕、手的瘫痪、疼痛及感觉异常。对头痛、头晕、精神分裂症等有效。

小海

名词释义：该敏点是根据其对某些病症有显著疗效而定的，"小"指大小的小；"海"指海洋。"小海"的真实含义是治疗作用非常大的部位。

体位：坐位或卧位。

位置：在肱骨的内上髁和尺骨鹰嘴的中间，尺神经沟中。

《灵枢·本输》："在肘内大骨之外，去端半寸，陷者中也。"

《针灸甲乙经·卷三》："在肘内大骨外，去肘端五分陷者中。"

方向：直刺。

深度：0.5～1cm。

反应：局部抽麻等。

神经：分布着尺神经、臂内侧皮神经和前臂内侧皮神经。

主治：尺神经炎，臂丛神经炎，头痛，耳鸣，齿龈炎等。

相关敏点见图3-5～图3-10。

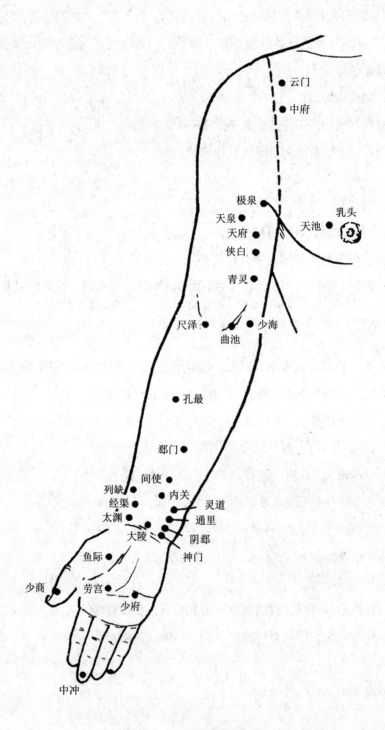

云门
中府

极泉
天泉
天府
侠白
天池 乳头
青灵

尺泽 少海
曲池

孔最

郄门

间使
列缺 内关
经渠 灵道
太渊 通里
大陵 阴郄
鱼际 神门

少商 劳宫
少府

中冲

图3-5 上肢前面敏点分布图

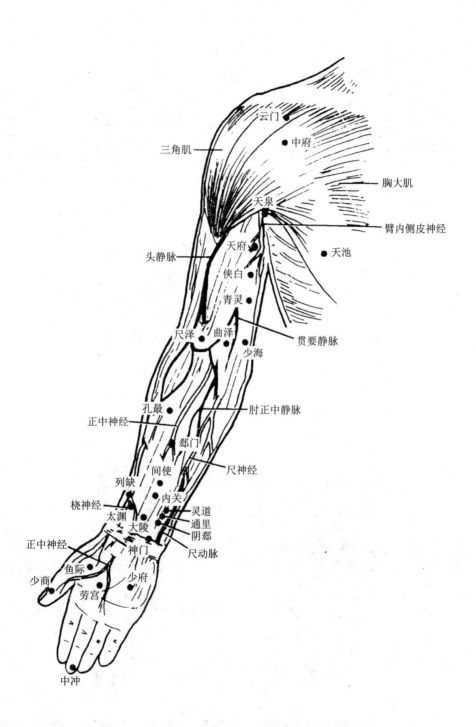

图3-6　上肢前面敏点与神经等组织关系图

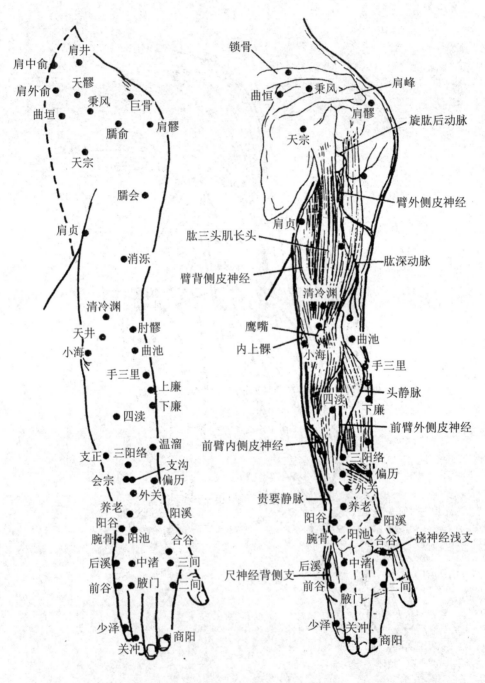

图3-7 上肢背面敏点分布图　　图3-8 上肢背面敏点与神经等组织关系图

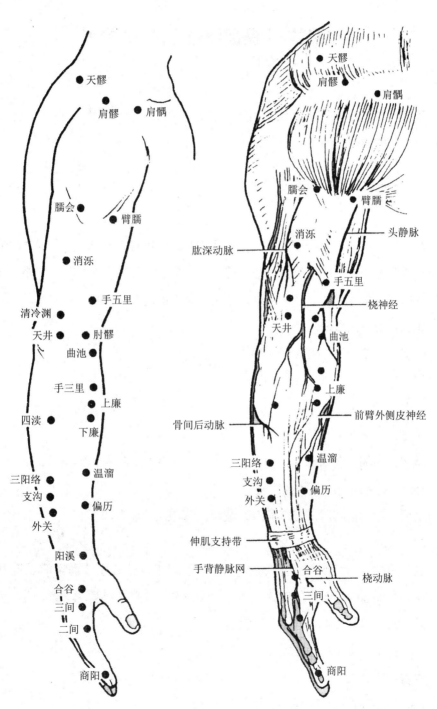

图3-9 上肢侧面敏点分布图　　图3-10 上肢侧面敏点与神经等组织关系图

第四节 上胸部敏点（共37个）

背部分背正中线、背旁线、背侧线描记。胸部分前正中线、前正中旁线、锁乳肋线、前外线描记。

一、背正中线（共4个）

大椎

名词释义：该敏点主要是根据其位于第7颈椎棘突上而定的。因第7颈椎棘突最长，从颈部开始，能触摸到的首先是第7颈椎，故命名"大椎"。另外，此处直下的脊骨空里是颈大经所会之部位，是大经会于椎之部位，故简称"大椎"。

体位：坐位头微低。

位置：在第7颈椎棘突上凹陷中。

《针灸甲乙经·卷三》："在第一椎陷者中。"

方向：直刺。

深度：1.5～2cm。

反应：局部胀痛抽麻等。

神经：分布着第7颈神经后支。

主治：咽炎，感冒，支气管炎，癫痫，高热，颈项强痛等。

陶道

名词释义：该敏点主要是根据其对某些病症有显著疗效而定的。针刺该部位，对某些病症的疗效好的能使人陶醉，特命名"陶道"。陶，陶醉；道，道路。"陶道"即是疗效好的令人陶醉之道路。

体位：坐位头微低。

位置：在背部，当后正中线上，第1胸椎棘突下凹陷中。

《针灸甲乙经·卷三》："在大椎节下间。"

方向：垂直刺入。

深度：1.5～2cm。

反应：局部胀痛抽麻等。

神经：分布着第8颈神经后支、第1胸神经后支。

主治：咽炎，感冒，哮喘，支气管炎，癫痫，高热，颈项强痛等。

身柱

名词释义：该敏点是根据其对某些病症有显著疗效而定的。针刺该部位，能使躯肢活动障碍的瘫痪患者自由地站立和行走。为了形容该部位之疗效，特命名"身柱"。身，身躯；柱，柱子。"身柱"即是能支撑身体的柱子。

体位：坐位头微低，或俯卧位。

位置：在背部，当后正中线上，第3胸椎棘突下凹陷中。

《针灸甲乙经·卷三》："在第三椎节下间。"

方向：垂直刺入。

深度：1.5～2cm。

反应：局部抽麻，有时可往下放散。

神经：分布着胸神经后支和副神经。

主治：脊髓炎，癫痫，背痛，支气管炎，肺结核，肺炎，哮喘，心动过速等。

神道

名词释义：针刺该部位，对某些与神有关的病症疗效显著，特命名"神道"。

体位：坐位或俯卧位。

位置：在背部，当后正中线上，第5胸椎棘突下凹陷中。

《针灸甲乙经·卷三》："在第五椎节下间。"

方向：垂直刺入。

深度：1.5～2cm。

反应：局部抽麻、胀痛等。

神经：分布着胸神经后支和副神经。

主治：截瘫，高热，癫痫，背痛，支气管炎，哮喘，心动过速等。

二、背旁线（共5个）

大杼

名词释义：该敏点较特殊。杼，指很多会聚在一起。大杼即是全身较大会聚

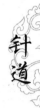

之处。该部位是"项大经"所在部位。现代神经解剖证实，该部位之深层系臂丛神经分布之部位。所以，大杼，可能是指深层的项大经的会聚——臂丛神经。

体位：坐位或卧位。

位置：在第1胸椎棘突下缘，平行往外移3cm。

《针灸甲乙经·卷三》："在项第一椎节下两旁，各一寸五分，陷者中。"

方向：垂直刺入。

深度：2～3cm。

反应：局部抽麻等。

神经：分布着第1胸神经后支、肩胛背神经、副神经和肋间神经，深层为第1胸神经根，支配第1胸交感神经的节前纤维（白交通支）和感觉传导纤维。

主治：支气管炎，肺结核，胸膜炎，哮喘，咽炎，冠状动脉粥样硬化性心脏病，感冒，癫痫，后枕部及颈项痛等。

风门

名词释义：该敏点是根据其对风有关的某些病症有显著疗效而定的。针刺该部位，对上呼吸道感染、支气管炎等与风有关的病症疗效较好，特命名"风门"。风，指与风有关的一类病症；门，指门户。风门，即是治疗这类风病的门户。

体位：坐位或卧位。

位置：在第2胸椎棘突下缘，平行往外移3cm。

《针灸甲乙经·卷三》："在第二椎下两旁各一寸五分。"

方向：斜刺。

深度：2～3cm。

反应：局部抽麻、胀痛。

神经：分布着第2胸神经后支、肩胛背神经、副神经和肋间神经，深层为第2胸神经根，支配肺、心的第2胸交感神经节的节前纤维（白交通支）和感觉传导纤维。

主治：支气管炎，感冒，肺结核，胸膜炎，百日咳，哮喘，冠状动脉粥样硬化性心脏病，风湿性心脏病，后枕部及颈项痛等。

肺俞

名词释义：针刺该部位，对肺部病症有显著疗效，古人认为这个部位是与肺有特殊联系的，能专治肺部病症，特命名"肺俞"。

体位：坐位或卧位。

位置：在第3胸椎棘突下缘，平行往外移3cm。

《针灸甲乙经·卷三》："在第三椎下两旁各一寸五分。"

方向：垂直刺入。

深度：1～2cm。

反应：局部抽麻等。

神经：分布着副神经、肩胛背神经、第3胸神经后支和肋间神经，深层为第3胸椎横突下和椎间孔附近，此孔发出的神经根系第3胸神经根，支配肺、心的第3胸交感神经节的节前纤维（白交通支）和感觉传导纤维。

主治：肺结核，肺炎，支气管炎，肺气肿，胸膜炎，风湿性心脏病，冠状动脉粥样硬化性心脏病等。

厥阴俞

名词释义：该敏点主要是根据其对某些病症有显著疗效而定的。针刺该部位，能使与心相关的某些病症有显著疗效。古人认为手厥阴与心包有关，故命名"厥阴俞"。也可能是古人进行解剖研究时发现该部位之经脉与心包有特殊连系，而命名"厥阴俞"的。或者与上述两种原因均有关。

体位：坐位或卧位。

位置：在第4胸椎棘突下缘，平行往外移3cm。

《针灸甲乙经·卷三》："在第四椎下两旁各一寸五分。"

方向：斜刺。

深度：1～3cm。

反应：局部抽麻、胀痛等。

神经：分布着第4胸神经后支和副神经，深层是第4胸椎横突下和椎间孔附近，此孔发出的神经根系第4胸神经根，支配肺、心的第4胸交感神经节的节前纤维（白交通支）和感觉传导纤维。

主治：心内膜炎，风湿性心脏病，冠状动脉粥样硬化性心脏病，哮喘，胸膜炎，肺炎，支气管炎，肺结核等。

心俞

名词释义：心俞，即是针刺治疗心脏病症的敏点。该穴名主要是根据针刺该部位治疗心脏病症有显著疗效和解剖后发现该部位的经脉与心脏有特殊连系，特命名"心俞"。

体位：坐位或卧位。

位置：在第5胸椎棘突下缘，平行往外移3cm。

《针灸甲乙经·卷三》："在第五椎下两旁，各一寸五分。"

方向：垂直刺入。

深度：1～3cm。

反应：局部抽麻，有时感胸松快。

神经：分布着第5胸神经后支和副神经，深层为第5胸椎横突下和椎间孔附近，此孔发出的神经根系第5胸神经根，支配肺、心的第5胸交感神经节的节前纤维（白交通支）和感觉传导纤维。

主治：心内膜炎，风湿性心脏病，支气管炎，肺结核，肺炎，冠状动脉粥样硬化性心脏病，癫痫等。

三、背侧线（共4个）

附分

名词释义：该敏点是根据其对某些病症有显著疗效而定的。附，另外加上；分，成分。附分，即是附加成分，实际指治病的好部位。

体位：坐位或卧位。

位置：在第2胸椎棘突下，平行往外移6cm。

《针灸甲乙经·卷三》："在第二椎下附项内廉两旁各三寸。"

方向：斜刺。

深度：1～2cm。

反应：局部抽麻等。

神经：分布着第2胸神经后支。

主治：感冒，支气管炎，肺炎，哮喘，心动过速，肩背痛等。

魄户

名词释义：该敏点是根据其对某些心、肺病症有显著疗效而定的。古人认为五脏与精神、情感关系密切，针刺该部位，能治疗某些心、肺病症，特命名"魄户"。

体位：坐位或卧位。

位置：在第3胸椎棘突下，平行往外移6cm。

《针灸甲乙经·卷三》："在第三椎下两旁各三寸。"

方向：直刺。

深度：1～2.5cm。

反应：局部抽麻等。

神经：分布着第3胸神经后支。

主治：支气管炎，肺炎，肺结核，哮喘，心动过速，颈项痛，肩背痛等。

膏肓俞

名词释义：该敏点主要是根据其对深部病症和脏腑病症有显著疗效而定的。因为膏肓系指心下膈上，躯肢深部。膏肓俞，即是治疗膏肓部位病症的好部位。

体位：坐位或卧位。

位置：在第4胸椎棘突下，平行往外移6cm。

《针灸甲乙经·卷三》："在第四椎下两旁相去各三寸。"

方向：斜刺。

深度：1～2cm。

反应：局部抽麻等。

神经：分布着第4胸神经后支。

主治：支气管炎，肺炎，肺结核，哮喘，心动过速等。

神堂

名词释义：该敏点主要是根据其对与神有关的病症有显著疗效而定的。古人认为心与神有关，由于针刺该部位，对与神有关的病症有疗效，特命名"神堂"。

体位：坐位或卧位。

位置：在第5胸椎棘突下，平行往外移6cm。

《针灸甲乙经·卷三》："在第五椎下两旁各三寸陷者中。"

方向：直刺。

深度：1～2cm。

反应：局部抽麻等。

神经：分布着第5胸神经后支。

主治：阵发性心动过速，风湿性心脏病，冠状动脉粥样硬化性心脏病，心内膜炎，支气管炎，肺炎，肺结核，哮喘，背痛，肩背痛，高位截瘫等。

四、前正中线（共6个）

璇玑

名词释义：该敏点是根据其对气管、肺之病症有显著疗效而定的。针刺该部位能治疗气管、肺之病症，为了形容该部位之疗效，特选用古代珍贵的天文仪器"璇玑"为名。

体位：坐位。

位置：在胸骨柄中央，天突下2cm。

《针灸甲乙经·卷三》："在天突下一寸中央陷者中。"

方向：横刺。

深度：0.5～1cm。

反应：局部抽麻等。

神经：分布着头颈神经和肋间神经前皮支。

主治：扁桃体炎，咽炎，支气管炎，哮喘，肺气肿，肋间神经痛等。

华盖

名词释义：该敏点是根据其对胸部病症有显著疗效而定的。针刺该部位能治疗胸部的某些病症，特别是对胸腔内脏器的病症疗效显著，为了形容该部位的重要及珍贵，特命名"华盖"。

体位：坐位。

位置：在胸骨柄和胸骨体的交界处，即胸骨角的正中，正对第1肋骨端。

《针灸甲乙经·卷三》："在璇玑下一寸陷者中。"

方向：横刺。

深度：0.5～1cm。

反应：局部抽麻等。

神经：分布着肋间神经前皮支。

主治：扁桃体炎，喉炎，支气管炎，肺气肿，胸膜炎等。

紫宫

名词释义：该敏点是根据其对胸腔内脏器病症有特殊疗效而定的。针刺该部位能治疗某些心、肺病症，为了形容该部位非常珍贵，特命名"紫宫"。紫，指紫色；宫，指宫殿。紫宫的直意即是紫色的宫殿，系帝王所居之处。此处"紫宫"的真正含义即是非常珍贵之部位。

体位：坐位。

位置：在胸骨体部的上1/4凹陷处，正对第2肋端。

《针灸甲乙经·卷三》："在华盖下一寸六分陷者中。"

方向：横刺。

深度：0.5～1cm。

反应：局部抽麻等。

神经：分布着第2肋间神经前皮支。

主治：支气管炎，哮喘，肺结核，胸膜炎等。

玉堂

名词释义：该敏点是根据其对某些心、肺病症有显著疗效而定的。针刺该部位能治疗某些心肺病症，认为该部位疗效好，很珍贵，特命名"玉堂"。玉，指玉石；堂，指殿堂。"玉堂"即是贵重之殿堂。"玉堂"在此处的真正含义即是治疗某些心肺病症的珍贵部位。

体位：坐位。

位置：在胸骨体的中点，正对第3肋骨端。

《针灸甲乙经·卷三》："在紫宫下一寸六分陷者中。"

方向：横刺。

深度：0.5～1cm。

反应：局部抽麻等。

神经：分布着肋间神经前皮支。

主治：支气管炎，哮喘，胸膜炎等。

膻中

名词释义：该敏点是根据其对某些心、肺病症有显著疗效而定的。针刺该部位对某些心、肺病症有效，特命名"膻中"。"膻中"指胸腔中，意思是能治疗胸腔中的病症。

体位：坐位。

位置：在胸骨体部的下1/4凹陷处，正对第4肋骨端。

《针灸甲乙经·卷三》："在玉堂下一寸六分陷者中。"

方向：横刺。

深度：0.5～1cm。

反应：局部抽麻等。

神经：分布着肋间神经前皮支。

主治：支气管炎，哮喘，肺炎，肺结核，阵发性心动过速，冠状动脉粥样硬化性心脏病，风湿性心脏病，肋间神经痛，乳腺炎等。

中庭

名词释义：该敏点是根据其对胸腔内某些病症有显著疗效而定的。针刺该部位能治疗某些心、肺病症，认为该部位疗效好，很珍贵，特命名"中庭"。中，指中间；庭，指庭院。"中庭"即是中间的庭院。此处"中庭"的真正含义即是治疗某些心、肺病症的珍贵部位。

体位：仰卧位或坐位。

位置：在胸骨体和剑突的交界处，正对第5肋骨端。

《针灸甲乙经·卷三》："在膻中下一寸六分陷者中。"

方向：直刺。

深度：0.5～1cm。

反应：局部抽麻等。

神经：分布着肋间神经前皮支。

主治：哮喘，急性胃肠炎等。

五、前正中旁线（共6个）

俞府

名词释义：该敏点是根据其对某些肺、心病症有显著疗效而定的。针刺该部位能治疗某些肺、心病症，特命名"俞府"。俞，指输注；府，通"腑"。"俞府"即是通往腑之部位。此处"俞府"的真正含义是治疗某些肺、心病症的好部位。

体位：坐位。

位置：在前正中旁线的锁骨下缘。

《针灸甲乙经·卷三》："在巨骨下，去璇玑旁各二寸陷者中。"

方向：斜刺。

深度：1~2cm。

反应：局部抽麻等。

神经：分布着胸前神经、臂丛的锁骨下肌支、锁骨上神经和肋间神经前皮支。

主治：支气管炎，肺结核，肺炎，胸膜炎，哮喘，百日咳，冠状动脉粥样硬化性心脏病，肋间神经痛等。

或中

名词释义：该敏点是根据其对某些肺、心病症有显著疗效而定的。针刺该部位能治疗某些肺、心病症，特命名"或中"。"或"，有茂盛之意；"中"，指中间、中心。"或中"即是茂盛的中心，其真实含义即是治疗某些肺、心病症的好部位。

体位：坐位。

位置：在前正中旁线的第1肋下。

《针灸甲乙经·卷三》："在俞府下一寸六分陷者中。"

方向：斜刺。

深度：1~2cm。

反应：局部抽麻等。

神经：分布着胸前神经和肋间神经。

主治：支气管炎，肺结核，肺炎，胸膜炎，百日咳，阵发性心动过速，冠状动脉粥样硬化性心脏病，肋间神经痛等。

神藏

名词释义：该敏点是根据其对心脏病变引起的心神障碍有显著疗效而定的。神，指神明；藏，有心藏神之说；神藏，即指对藏神的心系病症有较好疗效。

体位：坐位。

位置：在前正中旁线的第2肋缘下。

《针灸甲乙经·卷三》："在或中下一寸六分陷者中。"

方向：斜刺。

深度：1~2cm。

反应：局部抽麻等。

神经：分布着胸前神经及肋间神经。

主治：支气管炎，肺炎，肺气肿，肺结核，胸膜炎，冠状动脉粥样硬化性心脏病等。

灵墟

名词释义：该敏点是根据其对心脏病症所致神灵障碍有显著疗效而定的。灵，神灵；墟，旧址。灵墟，即是神灵所在部位。"灵墟"在此处的真实含义即是针刺该部位，能使心脏病症所致神灵障碍恢复的好部位。

体位：坐位。

位置：在前正中旁线的第3肋缘下。

《针灸甲乙经·卷三》："在神藏下一寸六分陷者中。"

方向：斜刺。

深度：1～2cm。

反应：局部抽麻等。

神经：分布着胸前神经和肋间神经。

主治：支气管炎，肺结核，胸膜炎，哮喘，冠状动脉粥样硬化性心脏病，肋间神经痛等。

神封

名词释义：该敏点是根据其对心脏病症所致神灵障碍有显著疗效而定的。针刺该部位，能治疗心脏病症所致神灵障碍，特命名"神封"。神，指神明、神灵；封，有封闭或帝王把土地等封给人之意。神封，即是封给神灵之部位。此处"神封"的真实含义即是治疗心病的好部位。

体位：坐位。

位置：在前正中旁线的第4肋缘下。

《针灸甲乙经·卷三》："在灵墟下一寸六分陷者中。"

方向：斜刺。

深度：1～2cm。

反应：局部抽麻等。

神经：分布着胸前神经和肋间神经。

主治：冠状动脉粥样硬化性心脏病，阵发性心动过速，支气管炎，胸膜炎，哮喘，乳腺炎，肋间神经痛等。

步廊

名词释义：该敏点是根据其对肺气肿、哮喘等症有显著疗效而定的。针刺该部位，能治疗肺气肿、哮喘等病症，可缓解呼吸困难、气短等症状，使患者能轻松自如地行走，故命名"步廊"。步，步行；廊，走廊。步廊的直意即是步行的走廊。此处，"步廊"的真实含义即是治疗肺气肿、哮喘等病症的好部位。

体位：坐位。

位置：在前正中旁线的第5肋缘下。

《针灸甲乙经·卷三》："在神封下一寸六分陷者中。"

方向：斜刺。

深度：1～2cm。

反应：局部抽麻等。

神经：分布着胸前神经和肋间神经。

主治：支气管炎，哮喘，肺气肿，胸膜炎，冠状动脉粥样硬化性心脏病，乳腺炎，肋间神经痛等。

六、锁乳肋线（共5个）

气户

名词释义：针刺该部位，能治疗某些与呼吸有关的病症，形容该部位为气之门户，特命名"气户"。

体位：坐位或卧位。

位置：在锁乳肋线的锁骨下缘。

《针灸甲乙经·卷三》："在巨骨下俞府旁各二寸陷者中。"

方向：斜刺。

深度：1～2cm。

反应：局部抽麻等。

神经：分布着锁骨上神经、胸前神经分支。

主治：支气管炎，肺结核，肺炎，胸膜炎，哮喘，百日咳，冠状动脉粥样硬化性心脏病等。

库房

名词释义：针刺该部位，能治疗心、肺的多种病症，形容该部位作用非常广泛，特命名"库房"。

体位：坐位或卧位。

位置：在锁乳肋线的第1肋缘下。

《针灸甲乙经·卷三》："在气户下一寸六分陷者中。"

方向：斜刺。

深度：1～2cm。

反应：局部抽麻等。

神经：分布着胸前神经和肋间神经。

主治：支气管炎，肺炎，胸膜炎，哮喘，冠状动脉粥样硬化性心脏病等。

屋翳

名词释义：针刺该部位能治疗胸腔内多种病症，为了形容该部位对胸腔内多种病症有显著疗效，特命名"屋翳"。古人将胸腔比作为屋；翳，有盖、窗之意。屋翳的直意即是屋的窗户或盖。此处"屋翳"的真正含义即是进入胸腔的窗口，治疗胸内病症的好部位。

体位：坐位或卧位。

位置：在锁乳肋线的第2肋缘下。

《针灸甲乙经·卷三》："在库房下一寸六分陷者中。"

方向：斜刺。

深度：1～2cm。

反应：局部抽麻等。

神经：分布着胸前神经和肋间神经。

主治：支气管炎，肺结核，肺炎，胸膜炎，冠状动脉粥样硬化性心脏病，肋间神经痛等。

膺窗

名词释义：该敏点是根据其对胸腔内脏器的多种病症有显著疗效而定的。针刺该部位，能使胸腔内脏器的多种病症恢复，特命名"膺窗"。膺，指胸；窗，指窗户。"膺窗"即是胸的窗口，实际含义即是治疗胸腔内病症的好部位，因窗口能直接通往胸腔。

体位：坐位或卧位。

位置：在锁乳肋线的第3肋缘下。

《针灸甲乙经·卷三》："在屋翳下一寸六分。"

方向：斜刺。

深度：1～2cm。

反应：局部抽麻等。

神经：分布着胸前神经和肋间神经。

主治：支气管炎，肺结核，肺炎，胸膜炎，哮喘，冠状动脉粥样硬化性心脏病，乳腺炎，肋间神经痛等。

乳中

名词释义：该名称是根据其所在部位而定的。

体位：坐位。

位置：在锁乳肋线的第4肋缘下。

《针灸甲乙经·卷三》："在乳下一寸六分陷者中。"

方向：斜刺。

深度：1～2cm。

反应：局部抽麻等。

神经：分布着胸前神经和肋间神经。

主治：乳腺炎，乳汁分泌不足，支气管炎，肺结核，胸膜炎，冠状动脉粥样硬化性心脏病，肋间神经痛等。

七、前外侧线（共6个）

云门

名词释义：该敏点是根据其对某些病症有显著疗效而定的。针刺该部位，能治疗某些肺、心病症，形容该部位疗效奇特，特命名"云门"。

体位：坐位或卧位。

位置：在前外线的锁骨外端下缘，肩胛骨喙状突的内侧。

《针灸甲乙经·卷三》："在巨骨下，气户两旁各二寸陷者中。动脉应手。"

方向：向外斜刺。

深度：1~2cm。

反应：局部抽麻等。

神经：分布着锁骨上神经中支、锁骨上神经后支、胸前神经分支及臂丛的外侧束。

主治：支气管炎，胸膜炎，哮喘，冠状动脉粥样硬化性心脏病，肋间神经痛，臂丛神经炎等。

中府

名词释义：该敏点是根据针刺该部位能治疗胸腔内脏器多种病症而定的。古人为了肯定该部位的疗效价值，特命名"中府"。中，集中；"府"，储藏财物的地方（府库）。"中府"的实际含义即是治疗胸腔内脏器多种病症的最重要的部位。

体位：坐位或卧位。

位置：在前外侧线第1肋骨的外侧。

《针灸甲乙经·卷三》："在云门下一寸乳上三肋间陷者中，动脉应手。"

方向：向外斜刺。

深度：1~2cm。

反应：局部抽麻等。

神经：分布着胸前神经、胸神经和肋间神经。

主治：支气管炎，肺结核，肺炎，胸膜炎，哮喘，阵发性心动过速，冠状动脉粥样硬化性心脏病等。

周荣

名词释义：该敏点是根据其对某些胸部病症有显著疗效而定的。针刺该部位对某些胸部病症有疗效，特命名"周荣"。周，指周围、周行；荣，指荣养。"周荣"即是荣养周围，其真正含义是针刺该部位对某些胸部病症有显著疗效。

体位：坐位或卧位。

位置：在前外线的第2肋下。

《针灸甲乙经·卷三》："在中府下一寸六分陷者中。"

方向：斜刺。

深度：1~2cm。

反应：局部抽麻等。

神经：分布着胸前神经、胸长神经和肋间神经。

主治：支气管炎，肺气肿，肺结核，胸膜炎，哮喘，冠状动脉粥样硬化性心脏病，肋间神经痛等。

胸乡

名词释义：针刺该部位能治疗部分胸腔脏器病症，特命名"胸乡"。

体位：坐位或卧位。

位置：在前外侧线的第3肋缘下。

《针灸甲乙经·卷三》："在周荣下一寸六分陷者中。"

方向：斜刺。

深度：1～2cm。

反应：局部抽麻等。

神经：分布着胸前神经、胸长神经和肋间神经。

主治：支气管炎，肺气肿，哮喘，冠状动脉粥样硬化性心脏病，肋间神经痛等。

天溪

名词释义：该敏点是根据其对某些心、肺病症有显著疗效而定的。针刺该部位对某些心、肺病症有显著疗效，为了形容其疗效，特命名"天溪"。溪，指山间小溪。天溪，即指最大的溪，此处"天溪"的真正含义是治疗某些心、肺病症的好部位。

体位：坐位或卧位。

位置：在前外侧线第4肋缘下。

《针灸甲乙经·卷三》："在胸乡下一寸六分陷者中。"

方向：斜刺。

深度：1～2cm。

反应：局部抽麻等。

神经：分布着胸长神经和肋间神经。

主治：支气管炎，肺结核，肺炎，胸膜炎，哮喘，冠状动脉粥样硬化性心脏病，乳腺炎，肋间神经痛等。

食窦

名词释义：该敏点是根据其对消化系统病症有疗效而定的。针刺该部位，对某些消化系统病症有效，为了形容该部位之疗效，特命名"食窦"。食，饮食；窦，有空、道之意。食窦，即是食物通过之道路。

体位：坐位或卧位。

位置：在前外线的第5肋缘下。

《针灸甲乙经·卷三》："在天溪下一寸六分陷者中。"

方向：斜刺。

深度：1~2cm。

反应：局部抽麻等。

神经：分布着胸长神经和肋间神经。

主治：肺气肿，肺炎，冠状动脉粥样硬化性心脏病，肝炎，胆囊炎，胃炎，十二指肠溃疡，肋间神经痛等。

相关敏点见图3-11~图3-14。

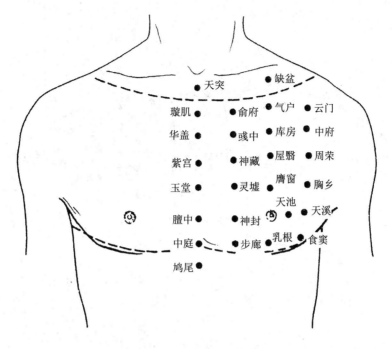

图3-11　上胸部前面敏点分布图

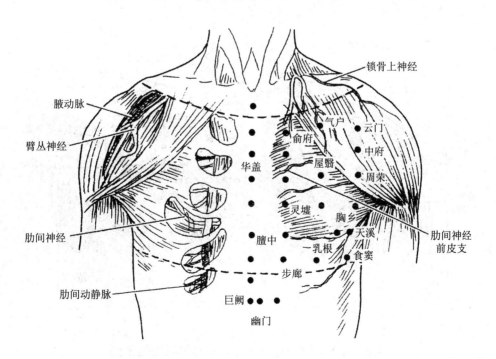

图3-12　上胸部前面敏点与神经等组织关系图

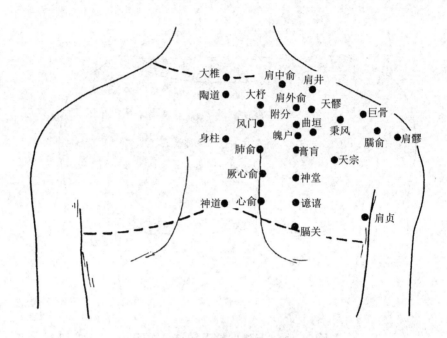

图 3-13　上胸部背面敏点分布图

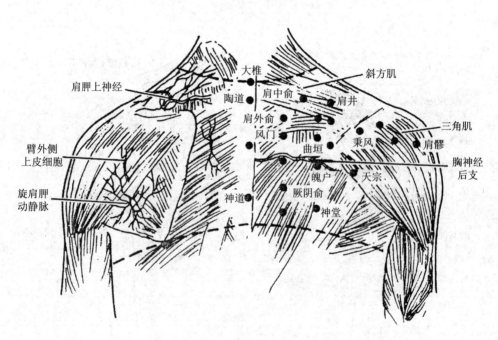

图 3-14　上胸部背面敏点与神经等组织关系图

第五节 下胸部敏点（共48个）

下胸部敏点分背正中线、背正中旁线、背侧线、前正中线、前正中旁线、前侧1线、前侧2线、前侧3线描记。

一、背正中线（共5个）

灵台

名词释义：该敏点是根据其对某些病症有显著疗效而定的。针刺该部位对某些病症有显著疗效，为了形容该部位之疗效，特命名"灵台"。灵，指灵验、聪明；台，指建造的台子。"灵台"直意即是建造的非常灵验的台子，实际含义是治疗某些病症非常灵验的特殊部位。

体位：坐位。

位置：在第6胸椎棘突下。

《素问·气府论》（王冰注）："在第六椎节下间。"

方向：斜刺。

深度：1.5～2cm。

反应：局部抽麻感。

神经：分布着第6胸神经后支。

主治：哮喘，支气管炎，肺炎，心动过速，肋间神经痛，胃肠炎，肝炎，胆囊炎等。

至阳

名词释义：针刺该部位对躯肢多种病症有效，特命名"至阳"。至，到；阳，古人称人体背部为阳。

体位：坐位或卧位。

位置：在第7胸椎棘突下。

《针灸甲乙经·卷三》："在第七椎节下间。"

方向：垂直刺入。

深度：1.5～2cm。

反应：局部抽麻。

神经：分布着第7胸神经后支。

主治：消化不良，胃炎，肝炎，胆囊炎，肺气肿，冠状动脉粥样硬化性心脏病，背痛等。

筋缩

名词释义：该敏点主要是根据其治疗的病症而定的。因脊骨空里髓在此部位病损后可引起屈曲性瘫痪，似筋缩，针刺该部位，能使似筋缩的现象治愈或好转，特命名"筋缩"。

体位：坐位或卧位。

位置：在第9胸椎棘突下。

《针灸甲乙经·卷三》："在第九椎节下间。"

方向：垂直刺入。

深度：1.5～2cm。

反应：局部抽麻。

神经：主要分布着第9胸神经后支。

主治：截瘫，背痛，癫痫，胃炎，胃痉挛，胃溃疡，肝炎，胆囊炎等。

中枢

名词释义：该敏点是根据其所在部位而定的。该部位在第10胸椎棘突下，古人描述的脊椎为21节，此在第10椎节下间，即是脊椎的中间，又因脊骨空里髓又称枢，所以，将此部位称为"中枢"。

体位：坐位或卧位。

位置：在第10胸椎棘突下。

方向：垂直刺入。

深度：1.5～2cm。

反应：局部抽麻等。

神经：分布着第10胸神经后支。

主治：消化不良，急性胃肠炎，胆囊炎，腰背痛等。

脊中

名词释义：该敏点是根据其所在部位而定的。脊中在第11椎节下间，古人描述的脊椎为21节，第11椎节下即是其中间，特命名"脊中"。

体位：坐位或卧位。

位置：在第11胸椎棘突下。

《针灸甲乙经·卷三》："在第十一椎节下间。"

方向：垂直刺入。

深度：1.5～2cm。

反应：局部抽麻。

神经：分布着第11胸神经后支。

主治：急性胃肠炎，细菌性痢疾，消化不良，癫痫等。

二、背正中旁线（共6个）

督俞

名词释义：督俞，即是治疗督脉病症的敏点。由于针刺该部位对督脉病症有显著疗效和解剖后发现该部位之经脉与督脉有特殊联系而定的。

体位：坐位或卧位。

位置：在第6胸椎棘突下缘，平行往外移3cm。

《针灸资生经》："在第六椎下两旁各一寸五分。"

方向：垂直刺入。

深度：2～3cm。

反应：局部抽麻等。

神经：分布着第6胸神经后支、副神经和胸背神经，深层是第6胸椎横突下和椎间孔附近，此椎间孔发出的神经根系第6胸神经根，支配肝、胆、胃的第6胸交感神经节的节前纤维（白交通支）和感觉传导纤维。

主治：心内膜炎，心动过速，风湿性心脏病，冠状动脉粥样硬化性心脏病，肝炎，胆囊炎，胃炎，胃溃疡等。

膈俞

名词释义：膈俞，即是膈的敏点。该敏点主要是根据针刺该部位治疗与膈相关病症有显著疗效和解剖后发现该部位之经脉与膈有联系而定的。

体位：坐位或卧位。

位置：在第7胸椎棘突下缘，平行往外移3cm。

《针灸甲乙经·卷三》："在第七椎下两旁各一寸五分。"

方向：垂直刺入。

深度：2～3cm。

反应：局部抽麻。

神经：分布着第7胸神经后支、副神经和胸背神经，深层是第7胸椎横突下和椎间孔附近，此孔发出的神经根系第7胸神经根，支配肝、胆、胃的第7胸交感神经节的节前纤维（白交通支）和感觉传导纤维。

主治：胃炎，胃溃疡，胃痉挛，肝炎，胆囊炎，心内膜炎，惊悸，胸膜炎，哮喘，肠炎等。

肝俞

名词释义：肝俞，即是治疗肝病症的敏点。针刺该部位对某些肝病症有显著疗效和解剖后发现该部位之经脉与肝脏有特殊联系，特命名。

体位：坐位或卧位。

位置：在第9胸椎棘突高点，平行往外移3cm。

《针灸甲乙经·卷三》："在第九椎两旁各一寸五分。"

方向：垂直刺入。

深度：2～3cm。

反应：局部抽麻。

神经：分布着第9胸神经后支，深层是第9胸椎横突下和椎间孔附近，此孔发出的神经根系第9胸神经根，支配肝、胆、胃的第9胸交感神经节的节前纤维（白交通支）和感觉传导纤维。

主治：急性胃炎，胃溃疡，胃扩张，胃痉挛，胃出血，肝炎，胆囊炎，胆结石，肠炎等。

胆俞

名词释义：胆俞，即是治疗胆病症的敏点。针刺该部位对某些胆病症有显著疗效和解剖后发现该部位之经脉与胆囊有特殊联系，特命名。

体位：坐位或卧位。

位置：在第10胸椎棘突下缘，平行往外移3cm。

《针灸甲乙经·卷三》："在第十椎下两旁各一寸五分。"

方向：垂直刺入。

深度：2～3cm。

反应：局部抽麻等。

神经：分布着第10胸神经后支，深层是第10胸椎横突下和椎间孔附近，此孔发出的神经根系第10胸神经根，支配小肠的第10胸交感神经节的节前纤维（白交通支）和感觉传导纤维。

主治：急慢性胃肠炎，细菌性痢疾，肠痉挛，肠虫症，消化不良，肝炎，胆囊炎，胃炎等。

脾俞

名词释义：脾俞，即是治疗脾病症的敏点。针刺该部位对某些脾病症的疗效显著，特命名"脾俞"。

体位：坐位或卧位。

位置：在第11胸椎棘突下缘，平行往外移3cm。

《针灸甲乙经·卷三》："在第十一椎下两旁各一寸五分。"

方向：垂直刺入。

深度：2～3cm。

反应：局部抽麻。

神经：分布着第11胸神经后支，深层是第11胸椎横突下和椎间孔附近，此孔发出的神经根系第11胸神经根，支配小肠、结肠的第11胸交感神经节的节前纤维（白交通支）和感觉传导纤维。

主治：急慢性胃肠炎，细菌性痢疾，肠虫症，消化不良，肠炎，胃溃疡，十二指肠溃疡，腹水，肝炎，胆囊炎等。

胃俞

名词释义：胃俞，即是治疗胃病症的敏点。针刺该部位对胃的某些病症有显著疗效和解剖后发现该部位之经脉与胃有特殊联系，特命名。

体位：坐位或卧位。

位置：在第12胸椎棘突下缘，平行往外移3cm。

《针灸甲乙经·卷三》："在第十二椎下两旁各一寸五分。"

方向：垂直刺入。

深度：3～4cm。

反应：局部抽麻。

神经：分布着第12胸神经后支，深层是第12胸椎横突下和椎间孔附近，此孔发出的神经根系第12胸神经根，支配第12胸交感神经节的节前纤维（白交通支）和感觉传导纤维。

主治：肠炎，消化不良，肠鸣，腹部胀满，过敏性结肠炎，胃溃疡，十二指肠溃疡，胃炎等。

三、背侧线（共6个）

噫嘻

名词释义：噫嘻，指叹息声。以手压该处，"令患者呼噫嘻应手"，故而得名。

体位：坐位或卧位。

位置：在第6胸椎棘突下缘，平行往外移6cm。

《针灸甲乙经·卷三》："噫嘻在肩膊内廉膊，侠第六椎下两旁各三寸。"

方向：直刺。

深度：1～2cm。

反应：局部抽麻等。

神经：深层为第6胸神经后支。

主治：阵发性心动过速，风湿性心脏病，冠状动脉粥样硬化性心脏病，心内膜炎，支气管炎，肺炎，肺结核，哮喘，呃逆，急性胃炎等。

膈关

名词释义：该敏点主要是根据其对膈的病症有显著疗效而定的。因为针刺该部位，能治疗与膈相关的病症，古人认为此处是通向膈的关口，故命名"膈关"。

体位：坐位或卧位。

位置：在第7胸椎棘突下，平行往外移6cm。

《针灸甲乙经·卷三》："在第七椎下两旁各三寸陷者中。"

方向：直刺。

深度：1～2cm。

反应：局部抽麻等。

神经：分布着第7胸神经后支。

主治：急性胃炎，膈肌痉挛，肋间神经痛等。

魂门

名词释义：古人认为肝与精神、情感关系密切，针刺该部位对肝病引起的精神、情感障碍有显著疗效，特命名"魂门"。因魂有精神、情感之意。

体位：坐位。

位置：在第9胸椎棘突下，平行往外移6cm凹陷中。

《针灸甲乙经·卷三》："在第九椎下两旁各三寸陷者中。"

方向：直刺。

深度：1～2cm。

反应：局部抽麻等。

神经：分布着第9胸神经后支。

主治：肝炎，胆囊炎，胃炎，胃溃疡，消化不良等。

阳纲

名词释义：该敏点主要是根据其对某些病症有显著疗效而定的。阳，指体表背部；纲，指统帅。因针刺该部位对背部多种病症有效，特命名"阳纲"。

体位：卧位。

位置：在第10胸椎棘突下，平行往外移6cm凹陷中。

《针灸甲乙经·卷三》："在第十椎下两旁各三寸陷者中。"

方向：垂直刺入。

深度：1～2cm。

反应：局部抽麻等。

神经：分布着胸神经后支，第10肋间神经干。

主治：腰背疼痛，消化不良，胃溃疡，胃炎，肝炎，胆囊炎，肠炎，细菌性痢疾，肠虫症等。

意舍

名词释义：古人认为脾与精神、情感关系密切，针刺该部位对脾病引起的情感、意志障碍有显著疗效，特命名"意舍"。

体位：卧位。

位置：在第11胸椎棘突下，平行往外移6cm。

《针灸甲乙经·卷三》："在第十一椎下两旁各三寸陷者中。"

方向：直刺。

深度：2~3cm。

反应：局部抽麻等。

神经：分布着第11肋间神经干。

主治：消化不良，肠炎，细菌性痢疾等。

胃仓

名词释义：该敏点是根据其对胃病有特殊疗效而定的。因胃部之多种病变，常引起食欲不佳，所以患者进食较少。针刺该部位，能使多种胃病治愈或好转，使患者食欲增加，古人形容治疗后能使胃功能正常，能容纳很多东西，似仓库，故命名"胃仓"。

体位：卧位。

位置：在第12胸椎棘突下，平行往外移6cm。

《针灸甲乙经·卷三》："在第十二椎下两旁各三寸陷者中。"

方向：直刺。

深度：2~3cm。

反应：局部抽麻等。

神经：分布着第12肋间神经干。

主治：胃炎，过敏性结肠炎，便秘，十二指肠溃疡，肠炎等。

四、前正中线（共10个）

鸠尾

名词释义：该敏点是根据其所在部位而定的。因其位于胸骨剑突尖端下，胸骨剑突似鸠鸟之尾，特命名"鸠尾"。

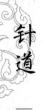

体位：卧位。

位置：在胸骨剑突尖端下约1cm。

《针灸甲乙经·卷三》："在臆前蔽骨下五分。"

方向：直刺、向下斜刺。

深度：1～2cm。

反应：局部抽麻、胀痛等。

神经：分布着肋间神经前皮支。

主治：急性肠炎，胃溃疡，十二指肠溃疡，哮喘，冠状动脉粥样硬化性心脏病等。

巨阙

名词释义：该敏点是根据其对气闭、昏倒等症有显著疗效而定的。针刺该部位，能治疗气闭、昏倒等症。古人将气闭、昏倒等称为"厥"，认为该部位对厥有巨大的作用，阙通"厥"，特命名"巨阙"。巨，指巨大；阙，指昏倒、气闭等。

体位：卧位。

位置：在鸠尾下2cm。

《针灸甲乙经·卷三》："在鸠尾下一寸。"

方向：直刺。

深度：1～2cm。

神经：分布着第7肋间神经前皮支，深部正对肝的左叶。

主治：急性胃炎，胃溃疡，十二指肠溃疡，胃痉挛，胃下垂，消化不良，腹膜炎，胸膜炎，支气管炎，冠状动脉粥样硬化性心脏病，肝炎，胆囊炎等。

上脘

名词释义：该敏点是根据其所在部位而定的。上，指上部；脘，指胃脘。上脘，即是胃脘的上部。该部位正位于胃脘上部对应体表的部位，特命名"上脘"。

体位：卧位。

位置：在中脘上2cm。

《针灸甲乙经·卷三》："在巨阙下一寸五分。"

方向：直刺。

深度：2～3cm。

反应：局部抽麻等。

神经：分布着第7肋间神经前皮支。

主治：急慢性胃炎，胃扩张，胃下垂，食欲不振，消化不良，胃溃疡，腹膜炎，肾炎等。

中脘

名词释义：该敏点是根据其所在部位而定的。中，指中部；脘，指胃脘。"中脘"即是胃的中部。该部位正位于胃脘中部对应体表的部位，特命名"中脘"。

体位：卧位。

位置：在脐上8cm。

《针灸甲乙经·卷三》："在上脘下一寸。"

方向：直刺。

深度：2～4cm。

反应：局部抽麻等。

神经：分布着第7肋间神经前皮支。

主治：急慢性胃炎，胃溃疡，十二指肠溃疡，胃扩张，胃下垂，胃酸过少，膈肌痉挛，腹膜炎，肠炎，食欲不振，消化不良，肾结石，休克等。

建里

名词释义：该敏点是根据其对上腹部多种病症有显著疗效而定的。针刺该部位对上腹部多种病症有显著疗效，古人为形容该部位之疗效，特命名"建里"。建，指建设；里，指腹里。由此而知，建里，即是建设腹里。此处"建里"的真正含义即是治疗腹里病症的好部位。

体位：卧位。

位置：在脐上6cm。

《针灸甲乙经·卷三》："在中脘下一寸。"

方向：直刺。

深度：2～4cm。

反应：局部抽麻等。

神经：分布着第8肋间神经前皮支。

主治：胃扩张，胃下垂，急性胃肠炎，胃溃疡，十二指肠溃疡，膈肌痉挛，腹膜炎等。

下脘

名词释义：该敏点是根据其所在部位而定的。下，指下部；脘，指胃脘。"下脘"即指胃脘的下部。该部位在胃脘下部对应体表的部位，特命名"下脘"。

体位：卧位。

位置：在脐上4.5cm。

《针灸甲乙经·卷三》："在建里下一寸。"

方向：直刺。

深度：2～4cm。

反应：局部抽麻等。

神经：分布着第8肋间神经前皮支。

主治：胃扩张，胃下垂，急性胃炎，胃溃疡，十二指肠溃疡，肠炎等。

水分

名词释义：该敏点是根据其对腹泻等症有显著疗效而定的。针刺该部位，对腹泻等症有显著疗效，能迅速使大便中的水分有明显改变，特命名"水分"。

体位：卧位。

位置：在脐上2cm。

《针灸甲乙经·卷三》："在下脘下一寸，脐上一寸。"

方向：直刺。

深度：2～4cm。

反应：局部抽麻等。

神经：分布着第8、第9肋间神经前皮支。

主治：胃下垂，腹泻，腹水等。

神阙

名词释义：该敏点是根据其对气闭、昏厥有显著疗效而定的。艾灸该部位，对气闭、昏厥等症有显著疗效。古人将气闭、昏倒等症称为"厥"，阙通"厥"，为了形容该部位对"厥"有神奇疗效，特命名"神阙"。仅灸，禁刺。

体位：卧位。

位置：在脐正中。

《针灸甲乙经·卷三》："脐中。"

神经：分布着第10肋间神经前皮支。

主治：慢性胃肠炎，细菌性痢疾，腹水等。

阴交

名词释义：该敏点是根据其对腹内某些病症有效而定的。古人称体表为阳，体腔内为阴，故命名"阴交"。

体位：卧位。

位置：在脐下2.5cm。

《针灸甲乙经·卷三》："在脐下一寸。"

方向：直刺。

深度：2～4cm。

反应：局部抽麻等。

神经；分布着第10肋间神经前皮支。

主治：腹膜炎，细菌性痢疾，肠炎，过敏性结肠炎，月经不调，功能性子宫出血等。

气海

名词释义：该敏点是根据其对下腹部某些病症有显著疗效而定的。针刺该部位能治疗下腹部某些病症。古人为了形容该部位对下腹部病症有特殊疗效，特命名"气海"。因气有多种含义，其中在中医界习惯用来指病象或病名，如湿气、脚气、痰气等。气海之含义即指治疗腹内多种病症的海。

体位：卧位。

位置：在脐下4cm。

《针灸甲乙经·卷三》："在脐下一寸五分。"

方向：直刺。

深度：2～4cm。

反应：局部抽麻等。

神经：分布着第11肋间神经前皮支等。

主治：腹膜炎，细菌性痢疾，肠炎，过敏性结肠炎，月经不调，功能性子宫出血，痛经，膀胱炎，遗精，遗尿等。

五、前正中旁线（共7个）

幽门

名词释义：该敏点是根据其所在部位而定的。幽门，指胃的下口，为七冲门之一。《难经·四十四难》曰："太仓下口为幽门。"该部位直下即幽门附近，由此而得名。

体位：卧位。

位置：在巨阙旁各2cm。

《针灸甲乙经·卷三》："在巨阙旁各五分陷者中。"

方向：直刺。

深度：1～2cm。

反应：局部抽麻等。

神经：分布着第7肋间神经前皮支。

主治：胃溃疡，十二指肠溃疡，急性胃肠炎，胃下垂，肝炎，胆囊炎，支气管炎，肋间神经痛等。

腹通谷

名词释义：该敏点是根据其对腹内某些病症有显著疗效而定的。针刺该部位，能治疗腹内某些病症，古人认为该部位是通向腹深部的穴道，特命名"腹通谷"。

体位：卧位。

位置：在上脘旁2cm。

《针灸甲乙经·卷三》："在幽门下一寸陷者中。"

方向：直刺。

深度：1.5～3cm。

反应：局部抽麻等。

神经：分布着第7肋间神经前皮支。

主治：急慢性胃炎，胃扩张，胃下垂，胃痉挛，消化不良，肝炎，胆囊炎，哮喘等。

阴都

名词释义：该敏点是根据其对腹内某些病症有显著疗效而定的。针刺该部位，能治疗腹内某些病症。古人称外为阳，内为阴，腹内用"阴"代表；都，有重要和大之意。为了形容该部位对腹内某些病症有显著疗效，特命名"阴都"。

体位：卧位。

位置：在中脘旁2cm。

《针灸甲乙经·卷三》："在通谷下一寸。"

方向：直刺。

深度：2～4cm。

反应：局部抽麻等。

神经：分布着第7肋间神经前皮支。

主治：急慢性胃炎，肝炎，胆囊炎，腹膜炎，哮喘等。

石关

名词释义：该敏点是根据其对消化功能障碍有特殊疗效而定的。针刺该部位，对恢复消化功能的作用明显，形容针刺该部位后，胃肠连石头都可以消化，特命名"石关"。

体位：卧位。

位置：在建里旁2cm。

《针灸甲乙经·卷三》："在阴都下一寸。"

方向：直刺。

深度：2～4cm。

反应：局部抽麻等。

神经：分布着第8肋间神经前皮支。

主治：胃炎，消化不良，胃痉挛，便秘，肝炎，胆囊炎等。

商曲

名词释义：该敏点是根据其对胃肠系统某些病症有显著疗效而定的。针刺该部位，能治疗胃肠系统的某些病症，使其功能恢复正常。胃肠系统是弯弯曲曲的，商，有商榷、得到之意。"商曲"即是得到弯弯曲曲之原状。为了形容该部位之作用，特命名"商曲"。

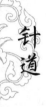

体位：卧位。

位置：在下脘旁2cm。

《针灸甲乙经·卷三》："在石关下一寸。"

方向：直刺。

深度：2～4cm。

反应：局部抽麻等。

神经：分布着第8肋间神经前皮支。

主治：胃痉挛，急性胃肠炎，腹膜炎，消化不良，肝炎，胆囊炎等。

肓俞

名词释义：该敏点是根据其对腹内某些病症有显著疗效而定的。针刺该部位，对腹内某些病症有较好疗效，特命名"肓俞"。肓，指膏肓，或深部；俞，指腧穴。肓俞的直意即是达到深部的腧穴。此处"肓俞"的真正含义即是治疗腹内病症的腧穴。

体位：卧位。

位置：在脐中旁2cm。

《针灸甲乙经·卷三》："在商曲下一寸，直脐旁五分。"

方向：直刺。

深度：2～4cm。

反应：局部抽麻等。

神经：分布着第10肋间神经前皮支。

主治：便秘，肠炎，脱肛，月经不调等。

中注

名词释义：针刺该部位，对下腹部某些病症有显著疗效，特命名"中注"。中，指中间、集中等；注，指灌注、注入等。中注的直意即是集中注入。此处"中注"的真正含义即是治疗下腹部某些病症的好部位。

体位：卧位。

位置：在阴交旁2cm。

《针灸甲乙经·卷三》："在肓俞下五分。"

方向：直刺。

深度：2～4cm。

反应：局部抽麻等。

神经：分布着第10肋间神经前皮支。

主治：便秘，肠炎，脱肛，月经不调等。

六、前侧1线（共8个）

不容

名词释义：针刺该部位，能治疗某些胃病，对食欲不振、消化不良等疗效尤甚。为形容该部位之特殊功效，特命名"不容"。因不容即是不能容纳，实际指针刺该部位专治胃不能容纳。

体位：卧位。

位置：在幽门旁4cm。

《针灸甲乙经·卷三》："在幽门旁各一寸五分。"

方向：直刺。

深度：1.5～2.5cm。

反应：局部抽麻等。

神经：分布着第7肋间神经分支。

主治：急性胃炎，胃溃疡，十二指肠溃疡，胃扩张，腹胀，食欲不振，肝炎，胆囊炎，肋间神经痛等。

承满

名词释义：针刺该部位，能治疗某些胃肠病，可使食欲及消化功能恢复正常。为形容针刺该部位后，使胃能承受很多食物，特命名"承满"。

体位：卧位。

位置：在腹通谷旁4cm。

《针灸甲乙经·卷三》："在不容下一寸。"

方向：直刺。

深度：1.5～2.5cm。

反应：局部抽麻等。

神经：分布着第7肋间神经分支。

主治：急性胃肠炎，胃溃疡，十二指肠溃疡，胃痉挛，幽门梗阻，腹膜炎，肝炎，胆囊炎等。

梁门

名词释义：针刺该部位，能治疗腹内某些病症，形容该部位似进入腹腔的桥梁、门户，特命名"梁门"。

体位：卧位。

位置：在阴都旁4cm。

《针灸甲乙经·卷三》："在承满下一寸。"

方向：直刺。

深度：1.5～2.5cm。

反应：局部抽麻等。

神经：分布着第8肋间神经分支。

主治：急性胃炎，胃痉挛，胃溃疡，十二指肠溃疡，胃扩张，肝炎，胆囊炎等。

关门

名词释义：针刺该部位，能治疗腹内某些病症，为形容该部位之功效，特命名"关门"。关门的直意即是关口或门户。此处"关门"的真实含义即是治疗腹内病症的好部位。

体位：卧坐。

位置：在石关旁4cm。

《针灸甲乙经·卷三》："在梁门下，太乙上。"

方向：直刺。

深度：2～4cm。

反应：局部抽麻等。

主治：急性胃肠炎，胃痉挛，食欲减退，消化不良，便秘，遗尿，腹水等。

太乙

名词释义：针刺该部位，能治疗上腹部某些病症，为形容该部位之功效，特命名"太乙"。太，指最好、到极点；乙，指天干第二、第二之意。"太乙"是第二达到了极点，即是第一之意。

体位：卧位。

位置：在商曲旁4cm。

《针灸甲乙经·卷三》："在关门下一寸。"

方向：直刺。

深度：2~4cm。

反应：局部抽麻等。

神经：分布着第8、第9肋间神经分支。

主治：急性胃肠炎，胃痉挛，消化不良，遗尿，癫痫，精神分裂症等。

滑肉门

名词释义：针刺该部位，能治疗某些腹内病症，特别是对消化不良等疗效尤甚，为了肯定和形容该部位之功效，特命名"滑肉门"。因为消化不良，特别是吃肉后更易腹泻，针刺该部位能治疗消化不良，吃肉后也不腹泻。"滑肉门"的真正含义即是防止滑肉的门户。

体位：卧位。

位置：在水分旁6cm。

《针灸甲乙经·卷三》："在太乙下一寸。"

方向：直刺。

深度：2~4cm。

反应：局部抽麻等。

神经：分布着第9肋间神经分支。

主治：急性胃肠炎，胃溃疡，十二指肠溃疡，肠炎，细菌性痢疾，肝硬化腹水，肾炎引起的浮肿，月经不调等。

天枢

名词释义：针刺该部位，能治疗腹内某些病症。为形容该部位之特殊功效，特命名"天枢"。

体位：卧位。

位置：在脐旁6cm。

《针灸甲乙经·卷三》："侠脐两旁各二寸陷者中。"

方向：直刺。

深度：2~5cm。

反应：局部抽麻等。

神经：分布着第10肋间神经分支。

主治：急性胃肠炎，慢性胃炎，肠炎，肠虫症，细菌性痢疾等。

外陵

名词释义：该敏点是根据其所在部位而定的。其在腹直肌外侧，因腹直肌较高，古人将其比作为"陵"。

体位：卧位。

位置：在中注旁4cm。

《针灸甲乙经·卷三》："在天枢下，大巨上。"

方向：直刺。

深度：2～5cm。

反应：局部抽麻等。

神经：分布着第10肋间神经分支。

主治：急慢性肠炎，细菌性痢疾，腹膜炎，子宫附件炎等。

七、前侧2线（共4个）

期门

名词释义：针刺该部位，能治疗右上腹部的某些病症，对肝病疗效尤甚，古人为了形容该部位之功效，特命名"期门"。期，指盼望、希望；门，指门户。期门的直意即是期望之门户。此处，"期门"的真实含义即是治疗右上腹部病症的好部位。

体位：卧位。

位置：在乳头直下，第6肋间隙。

《针灸甲乙经·卷三》："在第二肋端，不容旁一寸五分，上直两乳。"

方向：直刺。

深度：1～2cm。

反应：局部抽麻等。

神经：分布着第6肋间神经。

主治：肝炎，胆囊炎，肋痛，腹胀，吐酸，乳痛等。

日月

名词释义：针刺该穴部位，能治疗右上腹病症，对胆之病症疗效尤甚，古人为了形容该部位之功效，特命名"日月"。日，指太阳；月，指月亮。"日月"即指太阳月亮，此处"日月"的真正含义就是治疗右上腹部病症的好部位。

体位：卧位。

位置：在期门下1肋，即指乳头直下第7肋间隙。

《针灸甲乙经·卷三》："在期门下一寸五分。"

方向：直刺。

深度：1~1.5cm。

反应：局部抽麻等。

神经：分布着第7肋间神经。

主治：急性胃炎，胃痉挛，胃溃疡，十二指肠溃疡，肝炎，胆囊炎，胆结石，膈肌痉挛，消化不良等。

腹哀

名词释义：针刺该部位，能治疗腹内某些病症，为了形容该部位之显著功效，特命名"腹哀"。哀，有哀求之意。腹哀的含义就是腹部哀求在该部位针刺，以治疗病症。

体位：卧位。

位置：在建里平行线与日月直下相交处。

《针灸甲乙经·卷三》："在日月下一寸五分。"

方向：直刺。

深度：1~2cm。

反应：局部抽麻等。

神经：分布着第8肋间神经。

主治：胃溃疡，十二指肠溃疡，胃炎，胃痉挛，消化不良，腹膜炎等。

大横

名义：针刺该部位，能治疗腹部某些病症，为了形容该部位之特殊功效，特命名"大横"。横，指意外、不寻常。大横的直意就是大不寻常，非常特殊。此处"大横"的真实含义就是治疗腹部某些病症的好部位。

体位：卧位。

位置：在腹哀直下与脐平行之处。

《针灸甲乙经·卷三》："在腹哀下三寸，直脐旁。"

方向：直刺。

深度：2.5～4cm。

反应：局部抽麻等。

神经：分布着第10肋间神经。

主治：急性或慢性胃肠炎，习惯性便秘，肝炎，胆囊炎等。

八、前侧3线（共2个）

章门

名词释义：该敏点是根据其对胸腹某些病症有显著疗效而定的。针刺该部位，能治疗胸腹部某些病症，特命名"章门"。章，指篇章、乐章、第一章等；门，指门户。"章门"就是这个篇章之门户。因章门位于胸腹之侧，所以在这里的实际含义是治疗胸腹某些病症的好部位。

体位：侧卧位。

位置：在侧腹部，第11肋游离端的下方。

《针灸甲乙经·卷三》："在大横外，直脐季肋端。"

方向：垂直。

深度：2～2.5cm。

反应：局部抽麻等。

神经：分布着第10肋间神经。

主治：胸膜炎，哮喘，急性胃肠炎，肝炎，胆囊炎等。

带脉

名词释义：该敏点是根据其位于带脉（古人描述）之范围内，特命名"带脉"。

体位：侧卧位。

位置：在章门直下与脐平行线相交处。

《针灸甲乙经·卷三》："在季肋下一寸八分。"

方向：垂直刺入。

深度：2～2.5cm。

反应：局部抽麻等。

神经：分布着肋下神经。

主治：月经不调，腰痛等。

相关敏点见图3-15～图3-18。

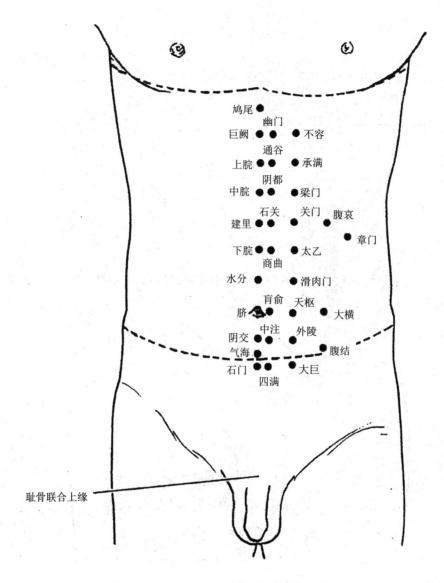

图3-15　下胸部前面敏点分布图

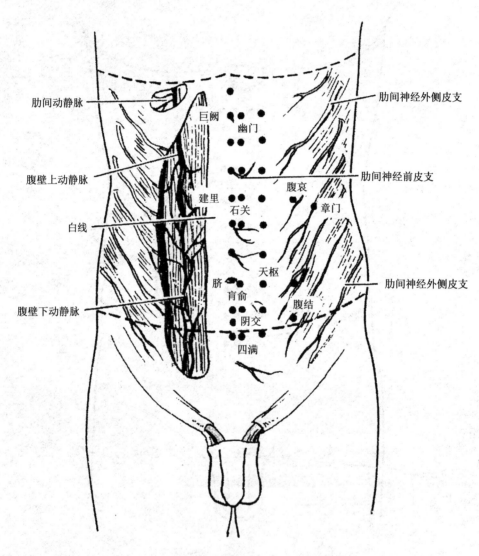

肋间动静脉

巨阙

幽门

腹壁上动静脉

建里

石关

白线

脐

肓俞

腹壁下动静脉

阴交

四满

肋间神经外侧皮支

腹哀

肋间神经前皮支

章门

天枢

肋间神经外侧皮支

腹结

图3-16　下胸部前面敏点与神经等组织关系图

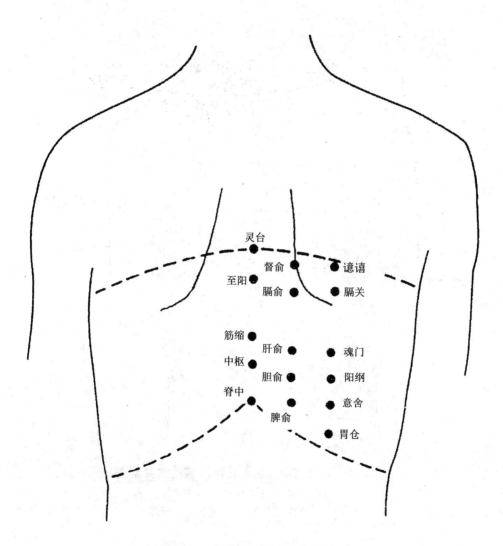

灵台
督俞　　　　　譩譆
至阳
膈俞　　　　　膈关

筋缩
肝俞　　　　　魂门
中枢
胆俞　　　　　阳纲
脊中　　　　　　意舍
脾俞　　　　　胃仓

图3-17　下胸部背面敏点分布图

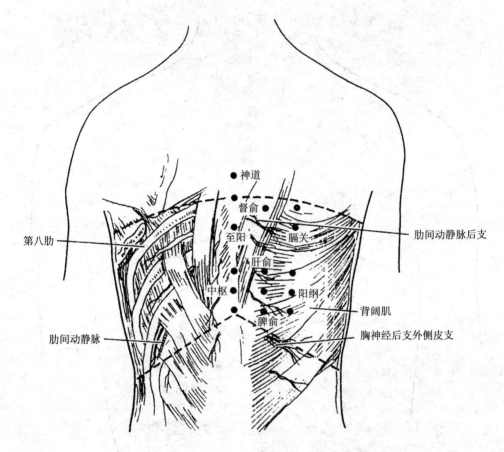

神道

督俞

第八肋

至阳

膈关

肋间动静脉后支

肝俞

中枢

阳纲

背阔肌

肋间动静脉

脾俞

胸神经后支外侧皮支

图3-18　下胸部背面敏点与神经等组织关系图

第六节 腰骶部敏点（共38个）

腰骶部敏点分背正中线、背正中旁线、背侧1线、背侧2线、前正中线、前正中旁线、前侧1线、前侧2线、前侧3线描记。

一、背正中线（共3个）

悬枢

名词释义：该敏点是根据其直下的脊骨空里髓而定的。悬，悬吊；枢，中枢。悬枢的直意即是悬吊的中枢。因悬枢位于第13椎节下间，现代解剖证明，第13椎节下间即是第1腰椎棘突下缘，成人的脊髓下缘即在此处悬吊，说明古人在当时已清楚地知道脊骨空里髓，并称其为枢，特命名"悬枢"。

体位：坐位或卧位。

位置：第1腰椎棘突下凹陷中。

《针灸甲乙经·卷三》："在第十三椎节下间。"

方向：垂直刺入。

深度：1.5～2cm。

反应：局部抽麻等。

神经：分布着第12胸神经后支。

主治：腰痛，背痛，过敏性肠炎等。

命门

名词释义：该敏点是根据其对某些重要病症有显著疗效而定的。命，生命；门，门户。命门即是生命的门户。

体位：坐位或卧位。

位置：在第2、第3腰椎棘突下。

《针灸甲乙经·卷三》："在第十四椎节下间。"

方向：垂直刺入。

深度：1.5～2cm。

反应：局部抽麻。

神经：分布着第1腰神经后支。

主治：腰痛，急慢性胃炎，遗精，阳痿，消化不良等。

腰阳关

名词释义：该敏点是根据其对腰部病症有特殊疗效而定的。针刺该部位，能治疗腰部多种病症，故命名"腰阳关"。

体位：坐位或卧位。

位置：在第4腰椎棘突下。

《针灸甲乙经·卷三》："在第十六椎节下间。"

方向：垂直刺入。

深度：1.5～2cm。

反应：局部抽麻等。

神经：分布着第3腰神经后支。

主治：腰痛，腰骶神经根炎，根性坐骨神经痛，月经不调，功能性子宫出血，急性膀胱炎，小儿遗尿等。

二、背正中旁线（共13个）

三焦俞

名词释义：该敏点是根据其对三焦部位某些病症有显著疗效而定的。

体位：坐位或卧位。

位置：在第12胸椎棘突下，至第1腰椎棘突顶点的中央，平行往外移3cm。

《针灸甲乙经·卷三》："在第十三椎下两旁各一寸五分。"

方向：直刺。

深度：2～4cm。

反应：局部抽麻等。

神经：分布着第1腰神经后支，深层是第1腰椎横突下和椎间孔附近，此孔发出的神经根系第1腰神经根，支配肾、结肠的第1腰交感神经节的节前纤维（白交通支）和感觉传导纤维。

主治：急慢性肾炎，遗精，阳痿，早泄，泌尿系结石，急性肾盂肾炎，遗尿，消化不良，过敏性结肠炎，腰痛等。

肾俞

名词释义：肾俞，即是治疗肾病症的敏点。针刺该部位对部分肾病症有显著疗效，特命名"肾俞"。在临床治疗的病症包括膀胱、泌尿系统病症，这可能与该部位经脉与泌尿系统有特殊联系有关。

体位：卧位。

位置：在第2腰椎棘突尖部，平行往外移3cm。

《针灸甲乙经·卷三》："在第十四椎下两旁各一寸五分。"

方向：直刺。

深度：2～4cm。

反应：局部抽麻等。

神经：分布着第2腰神经后支，深层是第2腰椎横突下和椎间孔附近，此孔发出的神经根系第2腰神经根，支配肾、结肠的第2腰交感神经节的节前纤维（白交通支）和感觉传导纤维。

主治：急性肾盂肾炎，慢性肾炎，遗精，阳痿，早泄，泌尿系结石，遗尿，消化不良，过敏性结肠炎，腰痛等。

气海俞

名词释义：该敏点是根据其位于气海前后相应部位而定的。

体位：卧位。

位置：在第3腰椎棘突尖部中央，平行往外移2.5cm。

《针灸资生经》："在第十五椎下两旁，相去脊各一寸五分。"

方向：直刺。

深度：2～3cm。

反应：局部抽麻等。

神经：分布着第3腰神经后支，深层是第3腰椎横突下和椎间附近，此孔发出的神经根系第3腰神经根，支配直肠、膀胱、子宫的第3腰交感神经的节前纤维（白交通支）和感觉传导纤维。

主治：月经不调，子宫内膜炎，附件炎，急性膀胱炎，小儿遗尿，尿失禁，便秘，痔疮等。

大肠俞

名词释义：该敏点是根据其对大肠病症有显著疗效而定的。"大肠俞"即是治疗大肠病症的腧穴。对大肠病症疗效好的原因是此处经脉属腰骶部经脉，其范围往里入腹里属络大肠、膀胱、子宫等，所以该穴名虽然是"大肠俞"，但是对遗尿、痛经等均有效，为了维护习惯命名，目前仍应用"大肠俞"。

体位：卧位。

位置：在第4腰椎棘突下，平行往外2.5cm。

《针灸甲乙经·卷三》："在第十六椎下两旁各一寸五分。"

方向：直刺，或向中线偏斜刺。

深度：3～4cm。

反应：局部抽麻等。

神经：分布着第3腰神经的后支，深层为腰丛。

主治：肠炎，细菌性痢疾，消化不良，便秘，小便不利，遗尿，痛经等。

关元俞

名词释义：该敏点是根据其位于关元前后相应部位而定的。该敏点位于腰、骶部经脉范围，因其内属大肠、膀胱、子宫等脏器，所以可治疗大肠、膀胱、子宫等脏器之病症。

体位：卧位。

位置：在第5腰椎棘突下，旁开2.5cm。

《太平圣惠方》："在第十七椎两旁，相去同身寸一寸半。"

方向，直刺。

深度：3～4cm。

反应：局部抽麻等。

神经：分布着第5腰神经后支。

主治：腰痛，腹泻，痢疾，慢性肠炎，慢性盆腔炎，小便困难，月经不调等。

小肠俞

名词释义：该敏点是根据其对小肠病症等有特殊疗效而定的。"小肠俞"即是治疗小肠病症的腧穴。对小肠病症有效的原因是此处经脉属腰骶部经脉范围，往里入腹里属络大肠、膀胱、子宫等脏器，所以该穴名虽然是小肠俞，但对大肠、膀胱、子宫病症也有显著疗效。

体位：卧位。

位置：在第1骶椎棘突下，旁开3.5cm。

《针灸甲乙经·卷三》："在第十八椎下两旁各一寸五分。"

方向：直刺。

深度：3~4cm。

反应：局部抽麻等。

神经：分布着第1骶神经后支外侧支、第5腰神经后支。

主治：肠炎，盆腔炎，骶髂关节炎，腹泻，小便困难，尿失禁，遗尿，月经不调等。

膀胱俞

名词释义：该敏点是根据其对膀胱病症有显著疗效而定的。此处属腰骶部经脉范围，往里属络大肠、膀胱、子宫等，所以不仅能治疗膀胱病症，还能治疗大肠、子宫等病症。

体位：俯卧位。

位置：在第2骶椎棘突下，旁开3.5cm。

《针灸甲乙经·卷三》："在第十九椎下两旁各一寸五分。"

方向：直刺。

深度：3~4cm。

反应：局部抽麻等。

神经：位于腰骶部经脉范围，分布着第1、第2骶神经后支外侧支，并有交通支与第1骶神经交通。

主治：腰脊强痛，腹泻，尿急，尿频，排尿困难，尿失禁，月经不调，阴部肿痛等。

中膂俞

名义；该敏点是根据其在脊椎两旁肌肉隆起之下而定的。

体位：俯卧位。

位置：在第3骶椎棘突下，旁开3.5cm。

《针灸甲乙经·卷三》："在二十椎下旁各开一寸五分。"

方向：直刺。

深度：3～4cm。

反应：局部抽麻等。

神经：分布着第1、第2、第3、第4骶神经后支外侧支。

主治：腰骶部疼痛，腹胀等。

白环俞

名词释义：该敏点是根据其所在部位而定的。

体位：俯卧位。

位置：在骶管裂孔上，旁开3.5cm。

《针灸甲乙经·卷三》："在第二十一椎下旁各一寸五分。"

方向：直刺。

深度：3～4cm。

反应：局部抽麻等。

神经：分布着臀下皮神经和第1、第2、第3骶神经后支外侧支所组成的神经干，臀下神经，深层正当阴部神经。

主治：坐骨神经痛，下肢瘫痪，子宫内膜炎，肛门疾病，盆腔炎，小便困难，遗精等。

上髎

名词释义：该敏点是根据其所在部位而定的。髎，指孔穴；上，指上面。上髎，即是八髎中居于上者。

体位：俯卧位。

位置：在第1骶后孔处。

《针灸甲乙经·卷三》："在第一空腰髁下一寸，侠脊陷者中。"

方向：直刺。

深度：2.5～4cm。

反应：骶部抽麻等。

神经：分布着第2骶神经后支，经骶前孔发出支配膀胱、子宫、直肠的副交感神经的节前纤维和感觉传导纤维。

主治：月经不调，子宫内膜炎，附件炎，急慢性肾炎，急性膀胱炎，小儿遗尿，尿失禁，便秘，痔疮等。

次髎

名词释义：该敏点是根据所在部位而定的。尻骨的八个空为八髎，从上往下位于第二者为次髎。

体位：俯卧位。

位置：在第2骶后孔处。

《针灸甲乙经·卷三》："在第二空侠脊陷者中。"

方向：直刺。

深度：2.5～4cm。

反应：骶部抽麻等。

神经：分布着第2骶神经后支，经骶前孔发出支配膀胱、子宫、直肠等器官的副交感神经的节前纤维和感觉传导纤维。

主治：月经不调，子宫内膜炎，附件炎，急性膀胱炎，尿闭，尿失禁，睾丸炎，便秘，腰骶部痛等。

中髎

名词释义：该敏点是根据所在部位而定的。尻骨的八个孔为八髎，由上往下居于第三者为中髎。

体位：俯卧位。

位置：在第3骶后孔处。

《针灸甲乙经·卷三》："在第三空侠脊陷者中。"

方向：直刺。

深度：2.5～4cm。

反应：骶部抽麻等。

神经：分布着第3骶神经后支，经骶前孔发出支配膀胱、子宫、直肠等器官的副交感神经的节前纤维。

主治：月经不调，子宫内膜炎，附件炎，急性膀胱炎，尿闭，尿失禁，睾丸炎，便秘，腰骶部痛等。

下髎

名词释义：该敏点是根据所在部位而定的。尻骨的八个孔为八髎，位于最下者为下髎。

体位：俯卧位。

位置：在第4骶后孔处。

《针灸甲乙经·卷三》："在第四空侠脊陷者中。"

方向：直刺。

深度：2.5～4cm。

反应：骶部抽麻等。

神经：分布着第4骶神经后支，经骶前孔发出支配膀胱、子宫、直肠等器官的副交感神经的节前纤维和感觉传导纤维。

主治：月经不调，子宫内膜炎，附件炎，急性膀胱炎，尿闭，尿失禁，睾丸炎，腰骶部痛等。

三、背侧1线（共3个）

育门

名词释义：该敏点是根据其对深部病症和内脏病症有效而定的。育，膏肓；门，门户。这里育系指深部、脏腑。育门，即是治疗深部病症的门户。

体位：卧位。

位置：在第1腰椎棘突下，平行往外移6cm。

《针灸甲乙经·卷三》："在第十三椎下两旁各三寸。"

方向：直刺。

深度：2～3cm。

反应：局部抽麻等。

神经：分布着第1腰神经后支。

主治：急慢性肾炎，遗精，阳痿，早泄，泌尿系结石，急性肾盂肾炎，遗尿，消化不良，过敏性结肠炎，腰痛等。

志室

名词释义：该敏点是根据其对肾病变引起的情感、意志等病症有效而定的。

古人认为肾与精神、情感关系密切，针刺该部位，能治疗肾部病变引起的情感、意志等病症，特命名"志室"。

体位：卧位。

位置：在第2腰椎棘突尖部中央，平行往外移6cm。

《针灸甲乙经·卷三》："在第十四椎下两旁各三寸陷者中。"

方向：直刺。

深度：2～3cm。

反应：局部抽麻等。

神经：分布着腰神经后支。

主治：急性肾盂肾炎，慢性肾炎，遗精，阳痿，早泄，泌尿系结石，遗尿，消化不良，过敏性结肠炎，腰痛等。

胞肓

名词释义：该敏点主要是根据其对子宫、膀胱等病症有显著疗效而定的。因古人称子宫为胞；"肓"，指深部。胞肓，即是子宫的深部，形容针刺该部位能治疗子宫等病症。

体位：卧位。

位置：在第1骶椎棘突下，平行往外移6cm。

《针灸甲乙经·卷三》："在第十九椎下两旁各三寸陷者中。"

方向：直刺。

深度：2～3cm。

反应：局部抽麻。

神经：分布着臀上神经、臀下神经。

主治：月经不调，子宫内膜炎，附件炎，急性膀胱炎，尿闭，尿失禁，睾丸炎，腰骶部痛等。

四、背侧2线（共1个）

京门

名词释义：针刺该部位能治疗某些病症，为了形容和肯定该部位之功效，特命名"京门"。京，指国家的首都、京城；门，指门户。京门，即是京城之门户。

此处"京门"的真实含义即是治疗某些病症的好部位。

体位：侧卧位。

位置：在侧腰部，约第12肋游离端下际。

《针灸甲乙经·卷三》："在监骨下腰中挟脊，季胁下一寸八分。"

方向：垂直刺入。

深度：1.5～2.5cm。

反应：局部抽麻等。

神经：分布着第11肋间神经。

主治：肾炎，腰痛，肋间神经痛等。

五、前正中线（共5个）

石门

名词释义：该敏点是根据其对消化功能障碍的特殊功能而定的。针刺该部位，能使消化功能恢复正常，为了形容该部位之功能，特命名"石门"。"石门"的真正含义即是针刺该部位后，胃肠连石头都可以消化。

体位：卧位。

位置：在脐下5cm。

《针灸甲乙经·卷三》："在脐下二寸。"

方向：直刺。

深度：2～4cm。

反应：局部抽麻等。

神经：分布着第11肋间神经前皮支。

主治：腹膜炎，细菌性痢疾，肠炎，月经不调，功能性子宫出血，膀胱炎，遗尿等。

关元

名词释义：该敏点是根据其对下腹部多种病症有显著疗效而定的。针刺该部位能治疗下腹部的多种病症，古人为了形容该部位之特殊作用，特命名"关元"。关，指关口；元，有开始、第一、为首等意。"关元"的直意即是首要的关口。此处"关元"的真正含义即是治疗下腹部病症的好部位。

体位：卧位。

位置：在脐下7cm。

《针灸甲乙经・卷三》："在脐下三寸。"

方向：直刺。

深度：2～4cm。

反应：局部抽麻等。

神经：分布着第11、第12肋间神经前皮支。

主治：腹膜炎，肠炎，细菌性痢疾，消化不良，急慢性肾炎，膀胱炎，月经不调，功能性子宫出血，阳痿，遗精等。

中极

名词释义：该敏点是根据其所在部位而定的。因该部位在躯体的前中线下极，故命名"中极"。

体位：卧位。

位置：在脐下10cm。

《针灸甲乙经・卷三》："在脐下四寸。"

方向：直刺。

深度：2～4cm。

反应：局部抽麻等。

神经：分布着第12肋间神经前皮支。

主治：急性膀胱炎，尿频，尿急，小儿遗尿，月经不调，功能性子宫出血，产后感染等。

曲骨

名词释义：该敏点是根据其所在部位而定的。古人称该部位之骨为曲骨（即耻骨联合处），特命名"曲骨"。

体位：卧位。

位置：在脐下13cm。

《针灸甲乙经・卷三》："在横骨上，中极下一寸。"

方向：直刺。

深度：1～2cm。

反应：局部抽麻等。

神经：分布着髂腹下神经。

主治：遗精，阳痿，膀胱炎，子宫内膜炎，宫颈糜烂等。

会阴

名词释义：该敏点是根据其所在部位而定的。古人称外生殖器及肛门为两阴，该穴在两阴之间，特命名"会阴"。

体位：卧位屈膝。

位置：男性在阴囊与肛门之间，女性在阴唇后联合至肛门之间。

《针灸甲乙经·卷三》："在大便前小便后两阴之间。"

方向：垂直刺入。

深度：2～3cm。

反应：局部抽麻等。

神经：分布着会阴神经。

主治：尿闭，便秘，月经不调，阴囊湿疹，痔疮等。

六、前正中旁线（共4个）

四满

名词释义：针刺该部位对腹内某些病症有显著疗效，特命名"四满"。四，指四面八方；满，指胀满等意。四满即指整个腹胀腹满。此处"四满"的真实含义即是针刺该部位是治疗腹胀腹满的好部位。

体位：卧位。

位置：在石门旁开2cm。

《针灸甲乙经·卷三》："在中注下一寸。"

方向：直刺。

深度：2～4cm。

反应：局部抽麻等。

神经：分布着第11肋间神经前皮支。

主治：腹胀，腹泻，腹痛，遗精，月经不调，痛经，产后腹痛等。

气穴

名词释义：针刺该部位能治疗下腹部某些病症，古人为了形容该部位之功能，特命名"气穴"。气有多种含义，其中有指病象病名的湿气、脚气、痰气等。"气穴"的实际含义即是治疗某些病症的穴位。

体位：卧位。

位置：在关元旁开2cm。

《针灸甲乙经·卷三》："在四满下一寸。"

方向：直刺。

深度：2～4cm。

反应：局部抽麻等。

神经：分布着肋下神经。

主治：月经不调，功能性子宫出血，不孕症，产后感染，急慢性肾炎，小儿遗尿，尿闭，急性膀胱炎，阳痿，遗精，早泄等。

大赫

名词释义：针刺该部位对下腹部某些病症有显著疗效，为了形容该部位之特殊作用，特命名为"大赫"。赫，指明显、盛大。大赫直意即是非常显著、非常大之含义。此处大赫的真正含义即是治疗下腹部某些病症的好部位。

体位：卧位。

位置：在中极旁2cm。

《针灸甲乙经·卷三》："在气穴下一寸。"

方向：直刺。

深度：2～4cm。

反应：局部抽麻等。

神经：分布着肋下神经前股和髂腹下神经的分支。

主治：早泄，阳痿，少精症，阴道炎，子宫附件炎等。

横骨

名词释义：该敏点是根据其在横骨附近而命名的。

体位：卧位。

位置：在曲骨旁2cm。

《针灸甲乙经·卷三》："在大赫下一寸。"

方向：直刺。

深度：1.5～2.5cm。

反应：局部抽麻等。

神经：分布着髂腹下神经和下部肋间神经的前股。

主治：尿闭，遗尿，尿频，遗精等。

七、前侧1线（共4个）

大巨

名词释义：针刺该部位能治疗下腹部某些病症，古人认为针刺该部位疗效是巨大的，特命名"大巨"。

体位：卧位。

位置：在四满旁4cm。

《针灸甲乙经》："在天枢下二寸。"

方向：直刺。

深度：2.5～5cm。

反应：局部抽麻等。

神经：分布着第11肋间神经。

主治：小腹胀满，便秘，小便困难，遗精，早泄等。

水道

名词释义：针刺该部位能治疗泌尿系统病变引起的排尿障碍，为了肯定和形容该部位之功效，特命名"水道"。

体位：卧位。

位置：在气穴旁4cm。

《针灸甲乙经·卷三》："在大巨下一寸。"

方向：直刺。

深度：2～3cm。

反应：局部抽麻等。

神经：分布着第11肋间神经。

主治：肠炎，膀胱炎，排尿困难，月经不调，便秘，脱肛，肾炎等。

归来

名词释义：针刺该部位能治疗妇女停经、月经不调，使月经能重新再来，特命名"归来"。

体位：卧位。

位置：在大赫旁4cm。

《针灸甲乙经·卷三》："在水道下二寸。"

方向：直刺。

深度：2～3cm。

反应：局部抽麻等。

神经：分布着髂腹下神经。

主治：月经不调，停经，腹膜炎，肠炎，阴茎痛，阳痿，遗精等。

气冲

名词释义：该敏点是根据其所在部位而定的，因为在该部位有股动脉不停地搏动，古人认为此现象与气有关，特命名"气冲"。

体位：卧位。

位置：在横骨旁4cm。

《针灸甲乙经·卷三》："在归来下，鼠鼷上一寸，动脉应手。"

方向：直刺。

深度：1cm。

反应：局部抽麻，有时往下肢放散。

神经：有髂腹股沟神经通过。

主治：腹痛肠鸣，疝气，外阴肿痛，阳痿，痛经，月经不调等。

八、前侧2线（共3个）

腹结

名词释义：针刺该部位能治疗腹内某些病症，为了形容该部位之显著功效，特命名"腹结"。结，有身体健壮、结实等意。"腹结"的直意即是腹健壮、结实。此处，"腹结"的真实含义即是针刺该部位能使腹健壮、结实。

体位：卧位。

位置：在大横直下与阴交平行线相交处。

《针灸甲乙经·卷三》："在大横下一寸三分。"

方向：直刺。

深度：2～4cm。

反应：局部抽麻等。

神经：有髂腹股沟神经通过。

主治：腹膜炎，细菌性痢疾，肠疝痛，阳痿等。

府舍

名词释义：针刺该部位能治疗腹内某些病症，为了形容该部位之功效，特命名"府舍"。府，有储藏财物的地方（府库）之意；舍，有宿舍之意。府舍的直意是储藏财物的府库。此处"府舍"的真实含义即是治疗腹内某些病症的可贵部位。

体位：卧位。

位置：在腹结直下与中极平行线相交处。

《针灸甲乙经·卷三》："在腹结下三寸。"

方向：直刺。

深度：2～2.5cm。

反应：局部抽麻等。

神经：分布着髂腹股沟神经。

主治：肠炎，便秘，阑尾炎等。

冲门

名词释义：该敏点是根据其所在部位而定的，该部位在动脉搏动处，特命名"冲门"。

体位：卧位。

位置：在府舍直下与曲骨平行线往外相交处。

《针灸甲乙经·卷三》："上去大横五寸，在府舍下横骨两端。"

方向：直刺。

深度：2～2.5cm。

反应：局部抽麻等。

神经：分布着髂腹股沟神经。

主治：睾丸炎，精索神经痛，子宫内膜炎等。

九、前侧3线（共2个）

五枢

名词释义：针刺该部位对某些病症有显著疗效，故命名"五枢"。

体位：侧卧位。

位置：在带脉直下与四满平行线相交处。

《针灸甲乙经·卷三》："在带脉下三寸。"

方向：垂直刺入。

深度：2～2.5cm。

反应：局部抽麻等。

神经：分布着髂腹下神经。

主治：肾炎，膀胱炎，便秘，月经不调等。

维道

名词释义：针刺该部对腹内某些病症有显著疗效，为了形容和肯定该部位之功效，特命名"维道"。维，指系、连结、保护等；道，指道路。"维道"的直意即是连结道路。此处"维道"的真实含义即是治疗腹内某些病症的好部位。

体位：侧卧位。

位置：在章门下13cm。

《针灸甲乙经·卷三》："在章门下五寸三分。"

方向：垂直刺入。

深度：2cm。

反应：局部抽麻等。

神经：分布着髂腹股沟神经。

主治：慢性阑尾炎，肾炎，睾丸炎，子宫出血，消化不良等。

相关敏点见图3-19～图3-22。

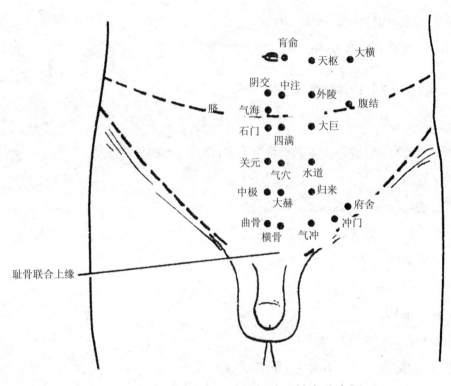

图 3-19　腰骶部前面敏点分布图

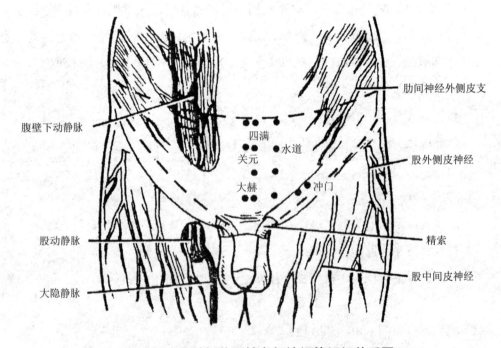

图 3-20　腰骶部前面敏点与神经等组织关系图

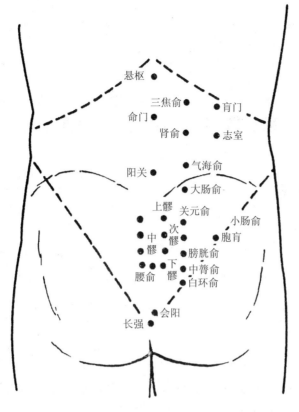

图3-21　腰骶部背面敏点分布图

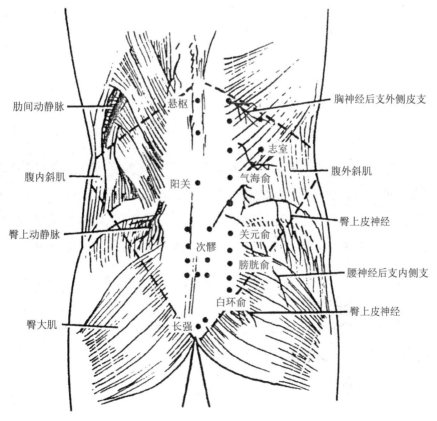

图3-22　腰骶部背面敏点与神经等组织关系图

第七节 下肢敏点（共82个）

一、内侧前线（共11个）

大敦

名词释义：该敏点是根据其对某些病症有显著疗效而定的。针刺该部位对某些病症有显著疗效，故命名"大敦"。敦，敦厚、厚道。"大敦"的直意即是非常厚道。在此处"大敦"的真正含义即是针刺该部位是治疗某些病症的好部位。

体位：坐位或卧位。

位置：在蹞趾外侧，距趾甲角0.3cm。

《针灸甲乙经·卷三》："在足大指端，去爪甲如韭叶及三毛中。"

方向：垂直刺入或向内侧斜刺。

深度：0.3cm。

反应：局部抽麻。

神经：分布着腓深神经的趾背神经。

主治：癫痫，尿失禁，月经不调，功能性子宫出血，急性膀胱炎，习惯性便秘等。

行间

名词释义：该敏点是根据其对脚部病变引起的行走困难有显著疗效而定的。针刺该部位，对脚部病变引起的行走困难有显著疗效，故命名"行间"。行，行走；间，在一定的地方、时间或人物的范围之内，如田间、人间、晚间等。"行间"的直意即是行走任何范围。此处"行间"的真正含义即是针刺后能使足运动功能恢复，行走自如。

体位：坐位或卧位。

位置：在足蹞趾和第2趾的跖趾关节之前的凹陷处。

《针灸甲乙经·卷三》："在足大指间动脉陷者中。"

方向：垂直刺入。

深度：1～1.5cm。

反应：局部抽麻，有时达趾尖。

神经：分布着腓深神经，深处为胫神经。

主治：脚肿痛，瘫痪及麻木，癫痫，精神分裂症，脑动脉硬化，哮喘，阵发性心动过速，肝炎，胆囊炎，急慢性胃肠炎，消化不良，月经过多，尿失禁等。

太冲

名词释义：该敏点是根据其对某些病症有显著疗效而定的。太，极、非常；冲，对着、猛烈。"太冲"的直意即是非常猛烈。在此处"太冲"的真正含义即是针刺该部位对某些病症有非常显著之疗效。

体位：坐位或仰卧位。

位置：在足背侧，当第1跖骨间隙的后方凹陷处取穴。

《灵枢·本输》："行间上二寸陷者之中也。"

《针灸甲乙经·卷三》："在足大指本节后二寸或曰一寸半陷者中。"

方向：直刺。

深度：1～1.5cm。

反应：局部抽麻或往上下放射。

神经：分布着腓浅神经、腓深神经。

主治：足肿，跖趾关节痛，膝痛，头痛，肋痛，腹泻，月经不调，小便不利等。

中封

名词释义：该敏点是根据其对某些病症有显著疗效而定的。针刺该部位，对某些病症有显著疗效，为了肯定该部位之疗效，特命名"中封"。中，集中；封，有帝王把土地或爵位赐给人之意，如封侯等。"中封"的直意即是集中给予之意。此处"中封"的真正含义即是针刺该部位是治疗某些病症的好部位。

体位：坐位或卧位。

位置：在内踝前下方的凹陷处。

《针灸甲乙经·卷三》："在足内踝前一寸，仰足取之，陷者中，伸足乃得之。"

方向：直刺。

深度：1～1.5cm。

反应：抽麻感可传至脚趾。

神经：分布着隐神经和腓浅神经的足背内侧皮神经。

主治：踝关节扭伤，脚背肿痛，肠功能紊乱，遗精，膀胱炎，胆囊炎等。

蠡沟

名词释义：该敏点是根据其对某些病症有显著疗效而定的。针刺该部位，对某些病症有显著疗效，故命名"蠡沟"。沟，沟通；蠡，有分之意；"蠡沟"的直意即是沟通分离，条理正常等。此处"蠡沟"的真正含义即是针刺该部位是治疗某些病症的好部位。

体位：卧位，屈膝90°。

位置：在胫骨后缘，内踝尖上14cm。

《针灸甲乙经·卷三》："在足内踝上五寸。"

方向：垂直刺入。

深度：1～1.5cm。

反应：抽麻感传至脚内侧或膝。

神经：分布着隐神经和支配该部位肌肉的胫神经。

主治：膝关节内侧痛，腿脚肿痛，月经不调，排尿困难，腹股沟淋巴结核，肠疝等。

中都

名词释义：该敏点是根据其对某些病症有疗效而定的。针刺该部位，对某些病症有显著疗效，故命名"中都"。都，都市；中，中间、集中。"中都"的实际含义即是治疗某些病症的好部位。

体位：卧位，屈膝90°。

位置：在胫骨后缘，内踝上20cm。

《针灸甲乙经·卷三》："在内踝上七寸中，与少阴相直。"

方向：垂直刺入。

深度：1～1.5cm。

反应：抽麻感可传至脚，或传至膝内侧。

神经：分布着隐神经的小腿内侧皮支、胫神经肌支。

主治：膝关节炎，下肢瘫痪麻木，功能性子宫出血，白带多等。

地机

名词释义：该敏点是根据其对某些病症有显著疗效而定的。针刺该部位，对某些病症有显著疗效，故命名"地机"。机，指事物发生的枢纽，如生机、危机、转机等；地，地球，人类活动生长的所在部位，如天地等。"地机"的直意即是大的关键部位。此处"地机"的真正含义即是治疗某些病症的关键部位。

体位：卧位，屈膝90°。

位置：在阴陵泉下7cm的胫骨后缘处。

《针灸甲乙经·卷三》："在膝下五寸。"

方向：垂直刺入。

深度：1～2.5cm。

反应：抽麻感可传至内踝附近。

神经：分布着隐神经及胫神经。

主治：肝炎，胆囊炎，胃炎，月经不调，子宫内膜炎，急性膀胱炎，遗精等。

阴陵泉

名词释义：该敏点是根据其对多种病症有效而定的。针刺该部位，对某些病症有显著疗效，故命名"阴陵泉"。陵，大山。陵泉即是指大泉。因位于阴面，故称"阴陵泉"。"阴陵泉"的真正含义即是针刺该部位是治疗某些病症的好部位。

体位：坐位或仰卧位。

位置：在胫骨内髁后下缘的凹陷处。

《针灸甲乙经·卷三》："在膝下内侧辅骨下陷者中。"

方向：垂直刺入。

深度：1～2.5cm。

反应：局部抽麻，有时可有触电感传至踝内侧。

神经：分布着隐神经和支配该部肌肉的胫神经。

主治：膝关节炎，膝关节扭伤，遗尿，尿频，肝炎，胆囊炎，胃肠炎，细菌性痢疾等。

内犊鼻

名词释义：该敏点是根据其所在部位而定的。因髌骨似鼻尖，髌骨下中间的髌韧带较高，两侧较低，似牛鼻形状，故称"犊鼻"，位于内侧者称

"内犊鼻"。

体位：坐位，屈膝90°。

位置：在膝部，髌骨与髌韧带内侧凹陷中。

方向：垂直刺入，或针尖微偏中线。

深度：2.5cm。

反应：抽麻感。

神经：分布着隐神经、胫神经肌支等。

主治：膝关节痛，月经不调等。

血海

名词释义：该敏点的命名与疗效有关。针刺该部位，对月经不调等病症有显著疗效，为了形容该部位治疗与血有关病症的疗效，特命名"血海"。

体位：仰卧位。

位置：在股内侧，膝上方，股骨内上髁的上缘6cm处。

《针灸甲乙经·卷三》："在膝髌上内廉白肉际二寸半。"

方向：直刺。

深度：1~2.5cm。

反应：抽麻感可传至膝。

神经：分布着股前皮神经，深层有隐神经。

主治：月经不调，膝关节炎等。

箕门

名词释义：该敏点是根据其对某些病症有显著疗效而定的。箕，指簸箕，是清除垃圾的器具；门，门户。"箕门"的直意即是清除垃圾的门户。此处"箕门"的真正含义即是治疗某些病症的门户。

体位：仰卧位。

位置：在股内侧，股四头肌内侧缘凹陷处（血海上16cm）。

《针灸甲乙经·卷三》："在鱼腹上越两筋间，动脉应手。"

方向：垂直刺入。

深度：1.5~2.5cm。

反应：抽麻感可传至膝内侧。

神经：分布着闭孔神经和股神经。

主治：功能性子宫出血，子宫内膜炎，月经不调，急性膀胱炎，腹股沟淋巴结炎等。

二、内侧中线（共13个）

隐白

名词释义：该敏点是根据其对某些病症有效而定的。针刺该部位，对某些病症有效，故命名"隐白"。白，清楚、明白。"隐白"的直意即是隐藏起来的明白部位。此处"隐白"的真正含义即是治疗某些病症的好部位。

体位：坐位。

位置：在踇趾内侧. 距趾甲角0.3cm。

《针灸甲乙经·卷三》："在足大指端内侧，去爪甲如韭叶。"

方向：垂直刺入。

深度：0.3cm。

反应：局部抽麻。

神经：分布着腓浅神经的趾背神经和隐神经。

主治：癫痫，多梦，昏迷，急性肠炎，腹膜炎，月经过多等。

大都

名词释义：该敏点是根据其对某些病症有显著疗效而定的。针刺该部位，对某些病症有显著疗效，故命名"大都"。都，都城、都市。"大都"的直意即是大都市。此处"大都"的真正含义即是治疗某些病症的大部位。

体位：坐位。

位置：在踇趾的内侧，跖趾关节之前，踇展肌停止部下缘的凹陷处。

《针灸甲乙经·卷三》："在足大指本节后陷者中。"

方向：垂直刺入。

深度：1cm。

反应：局部抽麻。

神经：分布着胫神经分支的足底内侧神经。

主治：对胃痉挛、胃溃疡、消化不良等有效。

太白

名词释义：该敏点是根据其对某些病症有显著疗效而定的。针刺该部位，对某些病症有显著疗效，故命名"太白"。太，大、始；白，清楚、明白。"太白"的直意即是太清楚了或非常明白。此处"太白"的真正含义即是针刺该部位是治疗某些病症的好部位。

体位：坐位或卧位。

位置：在足内侧，第1跖骨小头的后下方凹陷处。

《针灸甲乙经·卷三》："在足内侧核骨下陷者中。"

方向：垂直刺入。

深度：1cm。

反应：局部抽麻。

神经：分布着胫神经的足底内侧神经。

主治：对胃炎、胃溃疡、十二指肠溃疡、消化不良、习惯性便秘、脚气等有效。

公孙

名词释义：该敏点是根据其对某些病症有显著疗效而定的。针刺该部位，对某些病症有显著疗效，故命名"公孙"。公，公平；孙，指儿子的儿子，孙子以后的各代。"公孙"的直意即是公公平平的孙子。此处"公孙"的真正含义即是针刺该部位是治疗某些病症的好部位，其好的程度似最好的孙子一样。

体位：坐位或卧位。

位置：在足内侧，第1跖骨前底的前下缘。

《灵枢·经脉》："去本节之后一寸。"

《针灸甲乙经·卷三》："去足大趾本节之后一寸。"

方向：垂直刺入。

深度：1cm。

反应：局部抽麻。

神经：分布着胫神经。

主治：对癫痫、心肌炎、胸膜炎、急性胃肠炎、肝炎、足肿痛等有效。

商丘

名词释义：该敏点是根据其对某些病症有显著疗效而定的。针刺该部位，对某些病症有显著疗效，故命名"商丘"。商，商量、生意。"商丘"的直意即是商量的土丘。此处"商丘"的真正含义即是该部位是治疗某些病症的好部位。

体位：坐位或卧位。

位置：在内踝前下方，内踝尖和舟骨粗隆的凹陷处。

《针灸甲乙经·卷三》："在足内踝下微前陷者中。"

方向：垂直刺入。

深度：0.5～1cm。

反应：局部抽麻有时可传至脚趾。

神经：分布着隐神经和腓浅神经、腓深神经。

主治：对癫痫、肝炎、胆囊炎、胃炎、附件炎、踝关节扭伤等有效。

交信

名词释义：该敏点是根据其对某些病症有显著疗效而定的。针刺该部位，对某些病有显著疗效，故命名"交信"。交，付托、相交处、交情；信，诚实、信任、消息。"交信"即诚实的相交处。这里"交信"的真正含义是治疗某些病症的好部位。

体位：坐位或卧位屈膝。

位置：在胫骨后方，趾长屈肌的后缘，在内踝上缘上5cm。

《针灸甲乙经·卷三》："在足踝上二寸，少阴前，太阴后，筋骨间。"

方向：垂直刺入。

深度：1～2cm。

反应：抽麻感传至两侧。

神经：分布着隐神经和支配该部肌肉的胫神经。

主治：月经不调，功能性子宫出血，细菌性痢疾，肠炎，急性肾盂肾炎，膝下瘫痪及麻木等。

三阴交

名词释义：该敏点是根据三条阴经在此相交而定的。

体位：坐位或仰卧位，屈膝90°。

位置：在胫骨后方，距内踝上缘7cm处。

《针灸甲乙经·卷三》："在内踝上三寸骨下陷者中。"

方向：垂直刺入。

深度：1.5～3cm。

反应：抽麻感可往上下放射。

神经：分布着隐神经和胫神经。

主治：肝炎，胆囊炎，急性胃肠炎，胃溃疡，十二指肠溃疡，急性肾盂肾炎，细菌性痢疾，月经不调，功能性子宫出血，不孕，难产，阳痿，遗精，早泄，急性膀胱炎，尿道炎，膝下瘫痪及麻木等。

漏谷

名词释义：该敏点是根据其对某些内脏病症有效而定的。针刺该部位，对某些内脏病症有显著疗效，特命名"漏谷"。谷，指山谷，或两山中间的水道，又指两山之间、万丈深谷。"漏谷"即漏往内部或深层之部位。这里"漏谷"的真正含义是治疗内脏病症的好部位。

体位：坐位或卧位，屈膝。

位置：在三阴交穴上7cm处的胫骨后缘处。

《针灸甲乙经·卷三》："在内踝上六寸骨下陷者中。"

方向：垂直刺入。

深度：1.5～3cm。

反应：抽麻感可往两侧放散。

神经：分布着隐神经和胫神经。

主治：急性胃肠炎，消化不良，月经不调，功能性子宫出血，急性膀胱炎，膝关节炎，踝关节扭伤等。

膝关

名词释义：该敏点是根据其对某些病症有显著疗效而定的。针刺该部位，能治疗膝关节的多种病症，故命名"膝关"，即膝的关口。

体位：坐位或卧位。

位置：在胫骨内髁下缘往下3cm的胫骨后缘处。

《针灸甲乙经·卷三》："在犊鼻下二寸陷者中。"

方向：垂直刺入。

深度：1.5～2.5cm。

反应：抽麻感有时往上下放散。

神经：分布着隐神经和支配该部位肌肉的胫神经。

主治：风湿性膝关节炎，下肢疼痛等。

曲泉

名词释义：该敏点是根据其对某些病症有效和所在部位而定的。针刺该部位对某些病症有效，结合所在部位命名"曲泉"。曲，指弯曲；泉，指从地下流出的水源。"曲泉"的直意即是在弯曲部位的泉。这里"曲泉"的真正含义是使膝弯曲的好部位。

体位：坐位或卧位。

位置：在膝内侧横纹头。

《针灸甲乙经·卷三》："在膝辅骨下，大筋上，小筋下，陷者中。"

方向：垂直刺入。

深度：1~2cm。

反应：抽麻感可往两侧放射。

神经：分布着隐神经、胫神经和股内侧皮神经。

主治：膝关节内侧痛，细菌性痢疾，阳痿，遗精，月经不调，急性膀胱炎等。

阴包

名词释义：该敏点是根据其对下腹部和下肢内侧病症有效而定的。因为针刺该部位，对下腹部脏器和下肢内侧病症有显著疗效，特命名"阴包"。阴，内侧面及内脏；包，包裹、保证。"阴包"的直意即是包裹阴部。这里"阴包"的真正含义即是针刺该部位能治疗阴部（下腹部脏器和下肢内侧面）病症。

体位：坐位或卧位，屈膝90°。

位置：在股骨内上髁直上9cm处，半膜肌前缘凹陷处。

《针灸甲乙经·卷三》："在膝上四寸股内廉两筋间。"

方向：垂直刺入。

深度：1.5~2cm。

反应：抽麻感可往两侧扩散。

神经：分布着闭孔神经和股神经前皮支。

主治：股内侧痛，腰骶部痛，月经不调，小便失禁等。

足五里

名词释义：该敏点是根据其所在部位而定的。因其位于箕门上五寸，故人有称一里一寸也，又因位于下肢，故命名为"足五里"。

体位：卧位，腿分开。

位置：在阴廉下7cm处，大腿根部，耻骨结节的下方，长收肌的外缘。

《针灸甲乙经·卷三》："在阴廉下，去气冲三寸，阴股中动脉。"

方向：垂直刺入。注意避开股动脉、股静脉。

深度：1.5～2.5cm。

反应：抽麻感可往两侧放射。

神经：分布着髂腹股沟神经和支配该肌肉的闭孔神经、股神经。

主治：月经不调，消化不良，阴股痛等。

阴廉

名词释义：该敏点是根据其对某些病症有显著疗效而定的。针刺该部位，对某些病症有显著疗效，故命名"阴廉"。阴，阴面；廉，清廉。"阴廉"即位于阴面的清廉部位。这里的真正含义是指位于阴面的好部位。

体位：仰卧，腿分开。

位置：在大腿内侧，当耻骨联合上缘中点旁开5cm，气冲直下5cm处。

《针灸甲乙经·卷三》："在羊矢下，去气冲二寸，动脉中。"

方向：垂直刺入。

深度：1～2cm。

反应：局部抽麻，有时往下放射。

神经：分布着股内侧皮神经，深层有闭孔神经的前支。

主治：股痛，月经不调，带下，腹痛等。

三、内侧后线（共9个）

涌泉

名词释义：该敏点是根据其对某些病症有显著疗效而定的。"涌"是指水由下向上冒出来、涌现等；"泉"指地下涌出的水。"涌泉"的直意是涌出地面的泉。此处的真实含义是治疗某些病症的好部位。

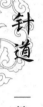

体位：坐位或卧位。

位置：在足内踝前下方，足舟骨粗隆前下缘凹陷处。

方向：直刺。

深度：1～1.5cm。

反应：局部抽麻等。

神经：分布着小腿内侧皮神经及足底内侧皮神经。

主治：足底部疼痛，月经不调，腹泻等。

然谷

名词释义：因针刺该部位对某些病症有显著疗效，特命名"然谷"。然，是、对、当然；谷，指两个山或两块高地间的低凹地带，一头有出口。据此可知，"然谷"即当然的山谷。这里的真正含义是通往深层之部位。

体位：坐位或卧位。

位置：在足内侧，足舟骨粗隆前下方的凹陷处。

《针灸甲乙经·卷三》："在内踝前，起大骨下陷者中。"

方向：垂直刺入。

深度：1.5cm。

反应：局部抽麻，有时可传至脚趾。

神经：分布着胫神经。

主治：对扁桃体炎、急性胃炎、阳痿、月经不调等有效。

照海

名词释义：该敏点是根据其对某些病症有显著疗效而定的。针刺该部位，对某些病症有显著疗效，故命名"照海"，即光照大海之意。这里是指针刺该部位治疗病症的功效似光照大海一般。

体位：坐位或卧位。

位置：在内踝直下凹陷处。

《针灸甲乙经·卷三》，"在足内踝下一寸。"

方向：垂直刺入。

深度：1cm。

反应：局部抽麻，有时可传至脚趾。

神经：分布着隐神经和足底内侧皮神经。

主治：对精神分裂症、癫痫、咽炎、扁桃体炎、月经不调等有效。

水泉

名词释义：该敏点是根据其对某些病症有显著疗效而定的。"水泉"是指地下之泉。这里是指治疗某些病症的好部位。

体位：坐位或卧位。

位置：位于大钟和照海之间。

《针灸甲乙经·卷三》："去太溪下一寸，在足内踝下。"

方向：垂直刺入或向前斜刺。

深度：1～1.5cm。

反应：局部抽麻，有时可传至脚趾。

神经：分布着胫神经分支和小腿内侧皮神经。

主治：对急性膀胱炎、月经不调、消化不良等有效。

大钟

名词释义：该敏点是根据其对某些病症有显著疗效而定的。针刺该部位，对某些病症有显著疗效，故命名"大钟"。大，与小相反；钟，指金属制成，敲时发声之物。"大钟"即指大警钟。"大钟"在此处的真正含义是治疗某些病症的敏点。

体位：坐位或卧位。

位置：在内踝下缘往后，位于跟骨前缘。

《针灸甲乙经·卷三》："在足跟后衝中。"

方向：垂直刺入或往前下斜刺。

深度：1cm。

反应：局部抽麻，有时可传至脚趾。

神经：有胫神经通过，由小腿内侧皮神经司感觉。

主治：对精神分裂症、脑动脉硬化、失眠、口腔炎、肺结核、阵发性心动过速、消化不良、习惯性便秘、痛经、跟骨骨刺等有效。

太溪

名词释义：该敏点是根据其对某些病症有显著疗效而定的。针刺该部位，对某些病症有显著疗效，特命名"太溪"。太，非常、极；溪，山间小溪。"太溪"

即非常大的溪。这里的真正含义是治疗某些病症非常好的部位。

体位：坐位或卧位。

位置：在内踝后缘和跟骨之间凹陷处。

《针灸甲乙经·卷三》："在足内踝后跟骨上动脉陷者中。"

方向：垂直刺入。

深度：1cm。

反应：局部抽麻，有时可传至脚尖。

神经：有胫神经通过，由小腿内侧皮神经司感觉。

主治：对扁桃体炎、喉炎、口腔炎、哮喘、肺结核、肺炎、糖尿病、阳痿、遗精、早泄、踝关节扭伤等有效。

复溜

名词释义：该敏点是根据其对下肢运动障碍有较好疗效而定的。针刺该部位，能治疗下肢瘫痪，患者可行走自如，特命名"复溜"。复，重复、许多；溜，滑行、随意行走。"复溜"即重复地随意行走。这里真正的含义是指针刺该部位能使患者恢复下肢功能，能来回自如行走。

体位：坐位或卧位。

位置：距内踝上缘5cm处的跟腱外缘。

《针灸甲乙经·卷三》："在足内踝上二寸陷者中。"

方向：垂直刺入。

深度：1cm。

反应：局部抽麻，有时可传至脚。

神经：分布有胫神经分支，由腓肠内侧皮神经司感觉。

主治：足和下肢瘫痪。对腹膜炎、肠功能紊乱、膀胱炎、踝关节扭伤等有效。

筑宾

名词释义：该敏点是根据其对某些病症有显著疗效而定的。针刺该部位，对某些病症有显著疗效，特命名"筑宾"。筑，建造、修盖；宾，宾客。"筑宾"即修筑宾客。这里的实际含义即是指针刺该部位能使治愈后的患者像宾客一样好。

体位：坐位或卧位屈膝。

位置：在复溜直上，当腓肠肌内侧肌腹下端取之。

《针灸甲乙经·卷三》："在足内踝上分中。"

方向：垂直刺入。

深度：1.5cm。

反应：局部抽麻，有时可往脚趾放射。

神经：深部有胫神经通过，皮神经为胫神经的分支，由腓肠内侧皮神经司感觉。

主治：对癫痫、腓肠肌痉挛等症有效。

阴谷

名词释义：该敏点是根据其所在部位及对某些病症有显著疗效而定的。针刺该部位对某些病症有效，特别指体内深部病症及位于下肢阴面的病症，特命名"阴谷"。其直意为位于阴面到达深谷的部位。这里的真正含义是治疗深部病症的好部位。

体位：卧位，屈膝90°。

位置：在腘窝横纹的内侧，胫骨内髁的后部。

《针灸甲乙经·卷三》："在膝下骨辅骨后，大筋之下，小筋之上，按之应手，屈膝得之。"

方向：垂直刺入。

深度：1～2cm。

反应：局部抽麻。

神经：分布着胫神经、股后皮神经和股内侧皮神经。

主治：对癫痫、精神分裂症、阳痿、遗精、早泄、月经不调、功能性子宫出血、膝关节炎等有效。

四、外侧前线（共14个）

厉兑

名词释义：该敏点是根据其对多种病症有显著疗效而定的。针刺该部位，对多种病症有显著疗效，为了形容该部位之疗效显著，特命名"厉兑"。"厉"，严格、确实；"兑"，兑现。"厉兑"即确实兑现，在这里的真正含义是针刺该部位对多种病症确实有显著疗效。

体位：坐位或卧位。

位置：在足第2趾的外侧，距趾甲角约0.3cm。

《针灸甲乙经·卷三》："在足大指次指之端，去爪甲角如韭叶。"

方向：直刺或斜刺。

深度：0.3cm。

反应：局部胀痛。

神经：分布着腓浅神经的趾背神经。

主治：对癫痫、精神分裂症、癔症、鼻出血、消化不良、局部疼痛等有效。

内庭

名词释义：该敏点是根据其对腹内多种病症有疗效而定的。针刺该部位，对腹内多种病症有效，特命名"内庭"。内，内部、内脏；庭，庭院。"内庭"即通往内部庭院，在这里的真正含义是治疗腹内多种病症的好部位。

体位：坐位或卧位。

位置：在第2、第3趾的跖趾关节的前方凹陷中。

《灵枢·本输》："次指外间也。"

《针灸甲乙经·卷三》："在足大指次指外间陷者中。"

《医学入门》："足次指、三指歧骨陷中。"

方向：直刺。

深度：1cm。

反应：局部抽麻。

神经：分布着足背内侧皮神经的趾背神经。

主治：足背肿痛，胃炎，胃溃疡，细菌性痢疾，腹泻等。

陷谷

名词释义：该敏点是根据其所在部位而定的。《灵枢·本输》曰："上中指内间上行二寸陷者中也。"即在第2、第3跖骨结合部前方凹陷中。文中的陷中即是陷入其谷之意，故命名"陷谷"。

体位：坐位或卧位。

位置：在第2、第3趾的跖趾关节的后方凹陷处。

《针灸甲乙经·卷三》："在足大指次指外间本节后陷者中，去内庭二寸。"

方向：直刺。

深度：1cm。

反应：抽麻感可传至脚趾尖。

神经：分布足背内侧皮神经。

主治：足背肿痛，腹胀腹痛，胸胁支满等。

冲阳

名词释义：针刺该部位对腹内及踝关节多种病症有显著疗效，特命名"冲阳"。因"冲"有对着、猛烈之意；"阳"有明亮、明显之意。"冲阳"直意即是猛烈的明亮，突然明亮。在这里的真正含义是针刺治疗腹内及踝关节多种病症有显著疗效的好部位。

体位，坐位或卧位。

位置：在内庭的直后方，足背的最高处，第2、第3楔骨的踝关节部。

《针灸甲乙经·卷三》："在足跗上五寸，骨间动脉上，去陷谷三寸。"

方向：直刺。

深度：1cm。

反应：局部抽麻，有时可传至脚尖。

神经：分布着腓浅神经、足背内侧支神经及胫神经。

主治：足背肿痛，踝关节扭伤、炎症，足瘫痪、麻木，急慢性胃肠炎，肠功能紊乱，偏头痛等。

解溪

名词释义：该敏点是根据其有活血化瘀之功效而定的。针刺该部位，能治疗外伤、炎症等引起的踝关节活动障碍及肿胀，为了肯定其疗效，古人特命名"解溪"。解，把束着的东西解开；溪，山里的小河流。"解溪"的直意即是解开小溪。"解溪"在此处的真正含义是针刺该部位，能治疗踝关节扭伤等引起的肿胀、活动障碍等。

体位：坐位或卧位。

位置：在足背踝关节横纹的中央凹陷处。

《针灸甲乙经·卷三》："在冲阳后一寸五分，腕上陷者中。"

方向：直刺。

深度：1～1.5cm。

反应：局部抽麻感。

神经：分布着腓浅神经、腓深神经。

主治：踝关节疼痛等。

下巨虚

名词释义：该敏点是根据其对腹内脏腑的严重病症有显著疗效而定的。因针刺该部位，能治疗腹内严重病症，为了肯定该部位的疗效，特命名"巨虚"。虚，与实相反；巨，巨大。"巨虚"的直意即是非常虚。"巨虚"在此处的真正含义是针刺该部位，能治疗腹内非常虚的病症。又因在实践中发现"巨虚"不是一个，而是两个，位于下边的即是"下巨虚"。

体位：坐位，屈膝90°。

位置：在胫骨和腓骨之间，在条口下2.5cm。

《针灸甲乙经·卷三》："在上廉下三寸。"

方向：直刺。

深度：1.5～3cm。

反应：触电感传至脚或伴有脚及胫前突然抽动。

神经：分布着腓浅神经、腓深神经。

主治：下肢瘫痪、麻木，急性胃肠炎，肝炎，肾炎等。

条口

名词释义：该敏点是根据其对胃肠系统病症有疗效而定的。针刺该部位，对胃肠系统多种病症有较好疗效，为了肯定该部位之疗效，特命名"条口"。条，有条理、秩序之意，如井井有条、有条不紊；口，关口。"条口"的直意即是有条理的关口。"条口"在此处的真正含义是使胃肠功能正常的关口。

体位：坐位，屈膝关节成90°。

位置：在胫骨和腓骨之间，上巨虚下5cm。

《针灸甲乙经·卷三》："在下廉上一寸。"

方向：直刺。

深度：1.5～3cm。

反应：触电感传至脚或伴有脚及胫前突然抽动。

神经：浅层分布腓肠外侧皮神经，深层有腓深神经通过。

主治：下肢瘫痪、麻木，腓神经麻痹，细菌性痢疾，胃肠炎，腹胀，腹痛等。

上巨虚

名词释义：该敏点是根据其对腹内脏腑的严重病症有显著疗效而定的。因针刺该部位，能治疗腹内严重病症，为了肯定该部位的疗效，特命名"巨虚"。虚，与实相反；巨，巨大。"巨虚"的直意即是非常虚。"巨虚"在此处的真正含义是针刺该部位，能治疗腹内非常虚的病症。又因在实践中发现"巨虚"不是一个，而是两个，位于上边的即是"上巨虚"。

体位：坐位，屈膝90°。

位置：在胫骨和腓骨之间，在足三里下7cm。

《针灸甲乙经·卷三》："在三里下三寸。"

方向：直刺。

深度：2~4cm。

反应：触电感传至脚或伴有脚及胫前突然抽动。

神经：分布着腓肠外侧皮神经、腓深神经。

主治：下肢瘫痪及感觉障碍，急性胃肠炎，痢疾，便秘，排尿障碍等。

足三里

名词释义：该敏点是根据其位于膝下三寸而定的。《针灸甲乙经·卷三》曰："在膝下三寸，脐骨外廉。"可能是古人将寸比喻成里，又因位于膝下，特命名为"足三里"。

体位：坐位，屈膝90°。

位置：在髌骨下缘下10cm处的胫骨和腓骨之间。

《针灸甲乙经·卷三》："在膝下三寸，脐骨外廉。"

方向：直刺。

深度：2~4cm。

反应：触电感传至脚或伴有膝以下突然抽动。

神经：分布着股神经前皮支、腓肠外侧皮神经、腓深神经。

主治：下肢中枢性及周围性瘫痪、麻木。对腹内多种病症有效，所以有人述："肚腹三里留"。

外犊鼻

名词释义：该敏点是根据其所在部位而定的。因为髌骨似牛鼻尖，髌骨下中间的髌韧带较高，两侧较低，似牛鼻形状，故称"犊鼻"，位于外侧者称"外犊鼻"。

体位：坐位，屈膝90°。

位置：在胫骨上端，髌韧带的外侧缘凹陷处，同髌尖平高。

《针灸甲乙经·卷三》："在膝髌下胻上，侠解大筋中。"

方向：直刺，或微偏中线。

深度：1～2.5cm。

反应：膝关节内酸胀抽等。

神经：分布着腓肠外侧皮神经及腓总神经关节支。

主治：膝关节肿痛，膝关节炎，膝关节损伤等。

梁丘

名词释义：该敏点是根据其所在部位而定的。《针灸甲乙经·卷三》曰："在膝上二寸。"此部位即是股四头肌之间，两侧的股四头肌较高，似梁，中间较低似丘，故命名"梁丘"。

体位：坐位。

位置：在髌骨上缘上5cm。

《针灸甲乙经·卷三》："在膝上二寸。"

方向：直刺。

深度：1～2cm。

反应：局部抽麻。

神经：分布着股神经的肌支和前皮支。

主治：膝盖、膝关节疼痛，运动障碍等。

阴市

名词释义：该敏点是根据其对腹及下肢某些病症有效而定的。针刺该部位，对寒疝痛、腹胀满、小腹胀痛、腰脚如冷水、膝寒等症有效，为了肯定该部位疗效，特命名"阴市"。古人将体表称其阳，腹内称其阴；热称阳，寒称阴。市，指都市等。"阴市"的直意即是阴的都市。此处"阴市"的真正含义即是治疗腹部病症、股膝某些病症的好部位。

体位：坐位。

位置：在髌骨上缘7cm。

《针灸甲乙经·卷三》："在膝上三寸，伏兔下。"

方向：直刺。

深度：1.5～2.5cm。

反应：局部抽麻。

神经：分布着股神经前皮支和股外侧皮神经，深层有股神经肌支。

主治：股痛，膝寒，屈伸不利，腹胀，腹痛等。

伏兔

名词释义：该敏点是根据其所在部位而定的。《针灸甲乙经·卷三》曰："在膝上六寸，起肉间。"此处起肉实指股直肌。"伏"有趴、隐藏之意，即是该部位似趴一只兔子，故命名"伏兔"。

体位：坐位。

位置：在髌骨上缘15cm。

《针灸甲乙经·卷三》："在膝上六寸，起肉间。"

方向：直刺。

深度：2～3cm。

反应：局部抽麻。

神经：分布着股前皮神经及股外侧皮神经。

主治：股痛，膝肿，下肢瘫痪等。

髀关

名词释义：该敏点是根据其对大腿病症有效而定的。针刺该部位，能治疗大腿的多种病症，古人为了肯定该部位之疗效，特命名"髀关"。髀者，大腿也；关者，关口也。"髀关"的直意即是大腿的关口。此处"髀关"的真正含义即是治疗大腿病症的好部位。

体位：仰卧位。

位置：在髂前上棘直下与耻骨联合下缘水平线的交叉点处。

《针灸甲乙经·卷三》："在膝上，伏兔后交分中。"

方向：直刺。

深度：2～4cm。

反应：触电感，有时可传至大腿外侧。

神经：分布着股外侧皮神经。

主治：股痛，下肢瘫痪、麻木，慢性子宫内膜炎，腹股沟淋巴结肿大，白带过多等。

五、外侧中线（共14个）

足窍阴

名词释义：该敏点主要是根据其对脏腑病症有效而定的。窍，指窟窿、孔洞、窍门等；阴，指体腔内部。"窍阴"即脏腑的孔穴。针刺该部位，对脏腑的多种病症有效，为了肯定该部位之功效，特命名"窍阴"。又因其位于足，特命名"足窍阴"。

体位：坐位或卧位。

位置：在第4趾外侧，距趾甲角约0.3cm。

《针灸甲乙经·卷三》："在足小指次指之端，去爪甲如韭叶。"

方向：直刺。

深度：0.3cm。

反应：局部痛、胀。

神经：分布着腓浅神经的趾背神经。

主治：头痛，眩晕，结膜炎，扁桃体炎，支气管炎，肺结核，胸膜炎，肝炎，胆囊炎等。

侠溪

名词释义：该敏点是根据其对某些病症有显著疗效而定的。侠，指依靠自身力量帮助被压迫者的人或行为；溪，指山间小溪。"侠溪"即是侠义之溪。"侠溪"在此处的真正含义即是针刺治疗多种病症的最佳部位。

体位：坐位或卧位。

位置：在第4趾和第5趾的跖趾关节前的凹陷处。

《针灸甲乙经·卷三》："在小指次指二歧骨间，本节前陷者中。"

方向：直刺。

深度：1cm。

反应：抽麻感可达脚背。

神经：分布着腓浅神经的足背中间皮神经。

主治：头痛，眩晕，结膜炎，耳鸣，耳聋，腮腺炎，肺结核，乳腺炎，冠状动脉粥样硬化性心脏病，肝炎，胆囊炎等。

地五会

名词释义：该敏点是根据其对多种病症有效而定的。针刺该部位，对多种病症有效，特命名"地五会"。地，地球、人类生活的场所；会，多方相会。"地五会"的直意即是多方经脉在足相会之处。"地五会"在此处的真正含义是治疗多种病症的好部位。

体位：坐位或卧位。

位置：在第4跖骨和第5跖骨间隙的前端，手指掐得凹陷处。

《针灸甲乙经·卷三》："在足小指次指本节后间陷者中。"

方向：直刺。

深度：0.5～1cm。

反应：局部抽麻。

神经：分布着足背中间皮神经、足背外侧皮神经等。

主治：足肿痛，腰痛，结膜炎，耳鸣，肺结核，乳腺炎，胃溃疡等。

足临泣

名词释义：该敏点主要是根据其对泣有关的病症有效，因其位于足，与头临泣相对应而命名的。因为针刺该部位，对泣有关的病症有效，类似头临泣之功效，又因其位于足，特命名"足临泣"。

体位：坐位或卧位。

位置：在第4跖骨和第5跖骨间隙的后端，手指掐得的凹陷处。

《针灸甲乙经·卷三》："在足小指次指本节后间陷者中。"

方向：直刺。

深度：1cm。

反应：局部抽麻，有时可传至小指尖。

经神：分布着足背中间皮神经、足底外侧神经的分支。

主治：足肿痛，头痛，目痛，癫狂等。

丘墟

名词释义：该敏点是根据其所在部位而定的。墟指山下之地，足外廉踝下如前陷者中，似高山之下的丘墟之地一样，特命名"丘墟"。

体位：坐位或卧位。

位置：在外踝前下缘，骰骨后上方凹陷处。

《针灸甲乙经·卷三》："在足外廉踝下如前陷者中，去临泣一寸。"

方向：直刺。

深度：1～1.5cm。

反应：局部抽麻，有时可传至脚尖。

神经：分布着足背中间皮神经分支及腓浅神经分支。

主治：踝关节扭伤，小儿麻痹症（脊髓灰质炎）伴足内翻，呕吐，嗳酸，胸胁痛，颈项痛等。

悬钟

名词释义：该敏点主要是根据其对某些病症有显著疗效而定的。针刺该部位，使一些病症立刻见效，为了肯定该部位之功效，特命名"悬钟"。钟，指钟表及规定时间之意；悬，悬吊、悬挂。"悬钟"的直意即是悬挂的钟表。"悬钟"在此处的真正含义是该部位似悬挂的钟表一样，针刺后立刻会使病症发生变化。

体位：坐位或侧卧位。

位置：在外踝尖上7cm的腓骨前缘处。

《针灸甲乙经·卷三》："在足外踝上三寸，动脉中。"

方向：直刺。

深度：1～2cm。

反应：触电感传至脚外侧，有时伴有脚突然背屈。

神经：分布着腓浅神经。

主治：膝以下中枢性及周围性瘫痪，小儿麻痹症伴足内翻，踝关节炎，肝炎，胆囊炎，胃肠炎，肾炎等。

阳辅

名词释义：该敏点主要是根据其所在部位而定的。因其在辅骨之阳侧，特命名"阳辅"。

体位：坐位或卧位。

位置：在外踝尖上9.5cm的腓骨前缘处。

《针灸甲乙经·卷三》："在足外踝上四寸，辅骨前，绝骨端，如前三分，去丘墟七寸。"

方向：直刺。

深度：1～2cm。

反应：触电感传至脚背。

神经：浅层分布着腓肠外侧皮神经和腓浅神经。

主治：踝关节扭伤，踝关节炎，膝以下中枢性及周围性瘫痪，偏头痛等。

光明

名词释义：该敏点是根据其对眼部病症有效而定的。针刺该部位，对某些眼病有疗效，为了形容该部位之功效，特命名"光明"。

体位：坐位或卧位。

位置：在外踝尖上12cm的腓骨前缘处。

《针灸甲乙经·卷三》："在足外踝上五寸。"

方向：直刺。

深度：1～2cm。

反应：触电感传至脚或伴有脚突然背屈。

神经：分布着腓浅神经。

主治：踝关节扭伤，小儿麻痹症伴足内翻，膝以下中枢性及周围性瘫痪，结膜炎，视力障碍等。

外丘

名词释义：该敏点主要是根据其所在部位而定的。因该部位在踇长伸肌上，较高，似丘陵，又因其在外侧，特命名"外丘"。

体位：坐位或仰卧位。

位置：在外踝上16cm的腓骨前缘处。

《针灸甲乙经·卷三》："在外踝上七寸。"

方向：直刺。

深度：1～2cm。

反应：触电感传至脚背。

神经：分布着腓浅神经。

主治：小儿麻痹症伴足内翻，膝以下中枢性及周围性瘫痪，腰痛等。

阳交

名词释义：该敏点是根据其所在部位经脉分布特征而定的。因在该部位直下，即是腓浅神经由深层穿向表层之部位，为形容该经脉由阴交到阳（体表），特命名"阳交"。

体位：坐位或侧卧位。

位置：在外踝上16cm。

《针灸甲乙经·卷三》："在外踝上七寸，斜属三阳分肉间。"

方向：直刺。

深度：1～2cm。

反应：触电感传至脚背。

神经：分布着腓肠外侧皮神经、腓浅神经。

主治：小腿疼痛和运动障碍等。

阳陵泉

名词释义：该敏点是根据其对下肢和上腹部多种病症有显著疗效及位于下肢阳面而定的。针刺该部位，对下肢的运动、感觉障碍及上腹部多种病症有显著疗效，为了形容该部位之疗效，特命名"陵泉"。因陵有大山之意；泉，指地下流出的水源。"陵泉"即指大泉。"陵泉"的实际含义是形容该部位为治疗下肢和上腹部多种病症的最佳部位，因该穴位于膝下外侧，特命名"阳陵泉"。

体位：坐位或卧位。

位置：目前针灸界常用取穴法有两种：一是在小腿外侧，腓骨小头前下方凹陷处。二是在膝以下，腓骨小头的下缘凹陷处，约在腓骨小头下缘一横指（腓总神经分为腓浅神经与腓深神经，浅层有腓肠外侧皮神经），此处有人称为"后阳陵泉"。

《灵枢·本输》："在膝外陷者中也。"

《针灸甲乙经·卷三》："在膝下一寸，胻外廉陷者中。"

方向：直刺。

深度：2～3cm。

反应：触电感传至脚或伴有胫部肌肉的突然收缩。

神经：浅层分布有腓肠外侧皮神经，深层有腓总神经分支。

主治：下肢中枢性及周围性瘫痪、麻木，膝关节炎，坐骨神经痛，月经不调，便秘，肝炎，胆囊炎，胃炎等。

膝阳关

名词释义：该敏点是根据其对膝部多种病症有疗效而定的。针刺该部位，对膝部多种病症有显著疗效，为了形容该部位之疗效，特命名"膝阳关"。

体位：坐位或侧卧位。

位置：在犊鼻外凹陷中。

《针灸甲乙经·卷三》："在阳陵泉上三寸，犊鼻外陷者中。"

方向：直刺。

深度：1~2cm。

反应：局部抽麻，有时可往下放散。

神经：分布着股外侧皮神经末支。

主治：膝关节炎，膝肿痛，小腿麻木等。

中渎

名词释义：该敏点是根据其对某些病症有较好疗效而定的。渎，水沟、小渠。"中渎"指集中之渠。其实际含义是治疗某些病症的好部位。

体位：坐位或侧卧位。

位置：在膝阳关直上11cm。

《针灸甲乙经·卷三》："在髀骨外，膝上五寸，分肉间陷者中。"

方向：直刺。

深度：1~2cm。

反应，局部抽麻，有时可往下放散。

神经：浅层有股外侧皮神经，深层有股神经的肌支。

主治：股外侧皮神经炎，膝关节炎，下肢中枢性及周围性瘫痪、麻木等。

风市

名词释义：该敏点是根据其对下肢疼痛等病症有显著疗效而定的。中医认为多种腿痛均与风有关。针刺该部位，对下肢疼痛等症有显著疗效，为了肯定和形容该部位对下肢疼痛等症之特殊功效，特命名"风市"。风，指与下肢疼痛有关的病症；市，市场。"风市"的直意即是风的市场。"风市"在此处的真正含义即是治疗下肢疼痛的最佳部位。

体位：侧卧位。

位置：在膝阳关直上14cm。

经验取穴法：直立，两手自然下垂，中指尖处。

《针灸资生经》："在膝上七寸，外侧两筋间。"

方向：直刺。

深度：2~3cm。

反应：局部抽麻，有时可往下放散。

神经：浅层分布着股外侧皮神经，深层有股神经的肌支。

主治：下肢麻痹、疼痛，股神经痛，坐骨神经痛等。

六、外侧后线（共21个）

至阴

名词释义：该敏点是根据其对脏腑病症有效而定的。针刺该部位，对脏腑的多种病症有效，为了肯定该部位对脏腑病症的疗效，特命名"至阴"。古人称体表为阳，胸、腹腔内为阴；"至"有到达之意，意思是该敏点是能达到阴的部位。

体位：坐位或卧位。

位置：在足小趾外侧，距趾甲0.3cm。

《针灸甲乙经·卷三》："在足小趾外侧，去爪甲如韭叶。"

方向：直刺。

深度：0.3~0.5cm。

反应：局部抽麻、痛。

神经：分布着腓浅神经和腓肠神经。

主治：头痛，眩晕，结膜炎，鼻炎，感冒，冠状动脉粥样硬化性心脏病，肝炎，胆囊炎，阳痿，遗精，急性膀胱炎，月经不调等。

足通谷

名词释义：该敏点是根据其对躯体深部病症有效而定的。针刺该部位，对某些深部病症有效，古人为了肯定该部位对深部病症之疗效，故命名"通谷"。因谷有到达底部、深部之含义；通即通达之意。据此可知，"通达"即是形容该部位能通达人体的深部，因其位于足部，特命名"足通谷"。

体位：坐位或卧位。

位置：在足小趾外侧，第5跖趾关节之间的凹陷处。

《针灸甲乙经·卷三》："在足小趾外侧，本节前陷者中。"

方向：直刺。

深度：0.5cm。

反应：局部抽麻，有时可传至小趾尖。

神经：分布着足底外侧神经的分支。

主治：头痛，眩晕，鼻出血，月经不调，慢性胃肠炎等。

束骨

名词释义：该敏点是根据其位于第5跖骨下而定的。因其位于第5跖骨小头后下方外侧，第5跖骨呈束状，特命名"束骨"。

体位：坐位或侧卧位。

位置：在足外侧，第5跖骨小头的后外侧，赤白肉际的凹陷处。

《针灸甲乙经·卷三》："在足小趾外侧，本节后陷者中。"

方向：直刺。

深度：1cm。

反应：可有触电感传至脚趾尖。

神经：分布着足底外侧神经。

主治：头痛，结膜炎，足外侧痛等。

京骨

名词释义：该敏点是根据其位于脚骨下而定的。因该部位在足外侧大骨下，即第5跖骨粗隆前下方，即以此骨名为名，故命名"京骨"。

体位：坐位或侧卧位。

位置：在足外侧，第5跖骨底的前外侧，赤白肉际的凹陷处。

《针灸甲乙经·卷三》："在足外侧大骨下，赤白肉际陷者中。"

方向：直刺。

深度：1cm。

针道

——敏点微创医学探源——

反应：触电感传至脚趾。

神经：分布着胫神经的足底外侧皮神经。

主治：膝痛不可屈伸，腰背急痛不可俯仰等。

金门

名词释义：该敏点是根据其对某些病症有特殊疗效而定的。因该部位分布着足背外侧皮神经，针刺此处对某些病症有显著疗效，即称该部位为最珍贵之门户，特用"金门"来形容，故命名"金门"。

体位：侧卧位。

位置：在足外踝前下方，股骨外侧，第5跖骨底后方的凹陷处。

《针灸甲乙经·卷三》："在足外踝下。"

方向：直刺或往前下斜刺。

深度：0.5～1.5cm。

反应：触电感传至脚尖。

神经：分布着足背外侧皮神经。

主治：膝胫酸痛不能久立，小儿癫痫等。

申脉

名词释义：该敏点主要是根据其对某些经脉之病症有效而定的。针刺该部位对胫、踝、足等部位之筋脉拘急、屈伸不利等症有较好疗效，特命名"申脉"。因申有陈述、申请之意；脉，指经脉。"申脉"的实际含义即是申请治疗经脉的部位。

体位：坐位或侧卧位。

位置：在外踝直下，跟骨滑车突下缘，赤白肉际的凹陷处。

《针灸甲乙经·卷三》："在足外踝下陷者中。"

方向：直刺或往前下斜刺。

深度：0.5～1.5cm。

反应：触电感传至脚外侧或伴有脚突然背屈抽动。

神经：分布着胫神经的足外侧皮神经。

主治：踝关节扭伤，脑血管疾病引起的足瘫痪麻木，头痛，眩晕，痛经等。

仆参

名词释义：该敏点是根据其对脚和胫部运动障碍有显著疗效而定的。针刺该部位，能治疗跟骨骨刺、胫以下活动障碍等。为了形容该部位之疗效，特命名"仆参"。仆，伺候人的工役；参有两种发音，一是参差不齐；二是人参、参星。"仆参"的真正含义是指该部位是治疗下肢瘫痪的最佳部位，治愈后的患者下肢灵活有力，似好仆人那样勤快。

体位：坐位或侧卧位。

位置：在昆仑直下方，足跟外侧的凹陷处。

《针灸甲乙经·卷三》："在跟骨下陷者中。"

方向：直刺。

深度：1cm。

反应：触电感传至脚外侧。

神经：分布着腓肠神经跟外侧支。

主治：跟骨骨刺，踝关节扭伤，膝以下疼痛、瘫痪等。

昆仑

名词释义：该敏点是根据其所在部位而定的。在外踝之后的腓肠神经，是该部最大的经脉，针刺该部位疗效又显著，为了形容该部位经脉之大和疗效显著，特用最大山脉之名"昆仑"命名。

体位：坐位或侧卧位。

位置：在外踝之后，外踝和跟腱的中间凹陷处。

《针灸甲乙经·卷三》："在外踝后，跟骨上陷者中。"

方向：直刺或斜刺。

深度：1～2cm。

反应：触电感传至脚外侧。

神经：分布着腓肠神经和腓浅神经。

主治：踝关节扭伤，脚跟肿痛等。

跗阳

名词释义：该敏点主要是根据经脉由此而分布在足阳面而定的。现代解剖证明，腓肠神经由此处往前外下，达足外侧上面。因"跗"有脚背之意；"阳"有表面之意。"跗阳"的直意即是脚背的表面。这里"跗阳"的真正含义是治疗某些病症的最佳部位。

体位：坐位或侧卧位。

位置：在外踝上缘7cm处的跟腱外侧缘。

《针灸甲乙经·卷三》："在足外踝上三寸。"

方向：直刺。

深度：1～2cm。

反应：触电感传至脚。

神经：分布着腓肠外侧皮神经和支配该部位肌肉的腓浅神经。

主治：踝关节扭伤，下肢中枢性及周围性瘫痪等。

飞扬

名词释义：该敏点是根据其对下肢运动障碍有显著疗效而定的。针刺该部位，能使下肢运动功能恢复，患者可扬步如飞，为了形容该部位恢复肌力之功效，特用扬步如飞来形容，故命名"飞扬"。

体位：俯卧位。

位置：在承山外下约3cm。

《灵枢·经脉》："去踝七寸。"

《针灸甲乙经·卷三》："在足外踝上七寸。"

方向：直刺。

深度：1～2cm。

反应：触电感传至脚。

神经：分布着腓神经交通支（腓肠外侧皮神经）。

主治：膝以下运动和感觉障碍，小腿痛，痔疮等。

承山

名词释义：该敏点是根据其对下肢某些病症有显著疗效而定的。承，承受；"承山"指能承受山。下肢疼痛，活动障碍，患者不能站立及行走，针刺该部位，能使下肢疼痛消失，活动恢复正常，肌力增大。为了肯定该部位恢复肌力之功效，特用站立时能承受山来形容，据此，命名"承山"。

体位：侧卧位。

位置：在小腿后面正中，腓肠肌两侧肌腹交界的下端，手指掐得的凹陷处。

《针灸甲乙经·卷三》："在兑肠下分肉间陷者中。"

方向：直刺。

深度：2～4cm。

反应：触电感传至脚或伴有膝下突然抽动。

神经：浅层分布着腓肠内侧皮神经，深层为胫神经。

主治：膝下的瘫痪及麻木，腰腿痛，坐骨神经痛，腹泻，便秘，脱肛等。

承筋

名词释义：该敏点是根据其对下肢某些病症有显著疗效而定的。古人认为下肢疼痛和活动障碍与经筋病症有关。承，承受；筋，经筋。"承筋"即承受经筋。针刺该部位，能使下肢疼痛、活动障碍减轻或消失，为了肯定该部位承受筋之作用，特命名"承筋"。

体位：侧卧位。

位置：在合阳与承山连线的中点（约在腓肠肌中央）。

《针灸甲乙经·卷三》："在踹肠中央陷者中。"

方向：直刺。

深度：2～3cm。

反应：触电感传至脚或伴有膝下突然抽动。

神经：浅层分布着腓肠内侧皮神经，深层为胫神经。

主治：足胫疼痛，膝下瘫痪及麻木，习惯性便秘，痔疮等。

合阳

名词释义：该敏点比较特殊，主要是根据通向阳面的经脉在此处相合而定的。因该部位有支配胫深部及前外侧的分支，分别合入胫神经干，故命名"合阳"。

体位：俯卧位。

位置：在委中直下5cm。

《针灸甲乙经·卷三》："在膝约文中央下二寸。"

方向：直刺。

深度：2～3cm。

反应：触电感传至脚或伴有膝下突然抽动。

神经：浅层为股后皮神经和腓肠内侧皮神经，深层为胫神经。

主治：下肢中枢性及周围性瘫痪、麻木；膝腿酸重，筋挛急，功能性子宫出血，子宫内膜炎，睾丸炎等。

委中

名词释义：该敏点是根据其位于膝关节后中央而定的。因"委"有多种含义，其中有曲折之意。人体膝关节能弯曲，即简称"委"。由于该部位又位于膝关节的后中央，特命名"委中"。

体位：俯卧位。

位置：在腘窝横纹正中，腘动脉的外侧。

《灵枢·本输》："腘中央。"

《针灸甲乙经·卷三》："在腘中央约文中动脉。"

方向：直刺。

深度：1～2.5cm。

反应：触电感传至脚或伴有下肢突然抽动。

神经：表浅为股后皮神经，深部为胫神经。

附：腘窝在膝关节后面，由股二头肌、半膜肌、半腱肌、腓肠肌、外侧头等围成。腘窝内有腘动脉、腘静脉和胫神经通过，胫神经位于动脉外侧，由股后皮神经司皮肤感觉。

主治：下肢瘫痪及麻木，膝关节炎，腰骶痛，坐骨神经痛，腹泻，感冒，鼻出血等。

委阳

名词释义：该敏点较特殊，主要是根据其位于膝关节后中央偏外侧而定的。因委有曲折之意，人体膝关节能弯曲，称"委"。由于该部位在膝关节后中央偏外侧，即偏阳侧，故命名"委阳"。另外，可能还有委部经络通行阳面之意。因现代解剖证明，腓总神经由此部位斜向前外下至小腿前外侧（阳面）。

体位：俯卧位。

位置：在腘窝横纹的外侧，股二头肌腱的内缘。

《针灸甲乙经·卷三》："出于腘中外廉，两筋间承扶下六寸。"

方向：直刺。

深度：0.5～1.5cm。

反应：触电感传至脚或伴有膝下突然抽动。

神经：皮肤分布着股后皮神经，下层分布着腓总神经。

主治：膝下中枢性及周围性瘫痪、麻木；腰脊强痛，小便不利，小腹胀满等。

浮郄

名词释义：该敏点是根据其对下肢运动障碍有效而定的。浮，浮起来；郄，有隙之意。"浮郄"即是能浮起来的穴隙。针刺该部位，能治疗胫部及脚的活动障碍，如从孔隙中上行、浮起一般，特命名"浮郄"。

体位：俯卧位。

位置：在委中和委阳连线的中点，垂直往上2.5cm。

《针灸甲乙经·卷三》："在委阳上一寸，屈膝得之。"

方向：直刺。

深度：0.5～1.5cm。

反应：触电感传至脚或伴有膝下突然抽动。

神经：皮肤分布着股后皮神经，下层分布着腓总神经。

主治：下肢中枢性及周围性瘫痪、麻木；习惯性便秘，肠炎，膀胱炎等。

殷门

名词释义：该敏点是根据其对下肢的多种病症有显著疗效而定的。殷，殷勤；门，门户。"殷门"即指殷勤之门户。因下肢疼痛和活动障碍，患者常懒于活动，针刺该部位，能使下肢的疼痛和活动障碍减轻或消失。患者病愈后行动方便，做事殷勤。为了形容该部位之疗效，将此处定为殷勤之门户，故命名"殷门"。

体位：俯卧位。

位置：在承扶与委中连线的中点，往上移2cm。

《针灸甲乙经·卷三》："在肉（浮）郄下六寸。"

方向：直刺。

深度：3～5cm。

反应：触电感传至脚或伴有下肢突然抽动。

神经：分布着股后皮神经和坐骨神经。

主治：腰背部疼痛，坐骨神经痛，下肢瘫痪、麻木等。

承扶

名词释义：该敏点是根据其对下肢某些病症有显著疗效而定的。承，承受；

扶，扶持。"承扶"即承受扶持。因为下肢疼痛和活动障碍的患者常需扶拐或扶物行走，针刺该部位，能治疗下肢疼痛和活动障碍，使患者在不扶拐杖的情况下能自由行走，为了形容和肯定该部位之疗效，特命名"承扶"。

体位：俯卧位。

位置：在臀横纹正中处，臀大肌的下缘，股二头肌和半腱肌之间。

《针灸甲乙经·卷三》："在尻臀下，股阴肿上约文中。"

方向：直刺。

深度：2.5～5cm。

反应：触电感传至脚或伴有下肢突然抽动。

神经：分布着臀下神经、股后皮神经，深部有坐骨神经通过。

主治：坐骨神经痛，腰骶神经疼痛，下肢瘫痪及感觉障碍，痔疮，习惯性便秘等。

环跳

名词释义：该敏点是根据其对下肢的多种病症有显著疗效而定的。环，指环曲；跳，指跳跃。"环跳"即是转圈跳跃。针刺该部位，能使下肢的感觉和运动恢复正常，病愈后患者不仅能自由行走，而且能随意乱跳，为了肯定和形容该部位之疗效，特命名"环跳"。

体位：俯卧位或侧卧位。

位置：在骶正中嵴下端，平行往外移8cm，此处夹角约为130°。然后往外下3cm处。

《针灸甲乙经·卷三》："在髀枢中。"

方向：直刺。

深度：5～10cm。

反应：触电感传至脚或伴有下肢突然抽动。

神经：分布着臀下皮神经、臀下神经，深部为坐骨神经。

主治：坐骨神经痛，腰骶神经根炎，中枢性及周围性瘫痪等。

秩边

名词释义：该敏点是根据其对下肢的某些病症有显著疗效而定的。"秩"指秩序；"边"指边缘等。"秩边"即是有秩序地在边缘行走。因下肢的某些病，可使下肢力弱，行动困难，针刺该部位，能使下肢疼痛消失，活动恢复正常，行走时步态灵活自如，可在最边缘处有秩序地行走，为了形容和肯定该部位之疗效，特命名"秩边"。

体位：俯卧位或侧卧位。

位置：骶下中嵴下端平行往外8cm(约四横指宽)。

《针灸甲乙经·卷三》："在第二十一椎下两旁各三寸陷者中。"

方向：直刺。

深度：6~8cm。

反应：触电感传至脚或伴有下肢突然抽动。

神经：分布着臀下神经、股后皮神经、坐骨神经。

主治：坐骨神经痛，下肢瘫痪及麻木，腰骶痛，大便不利，小便难等。

相关敏点见图3-23~图3-28。

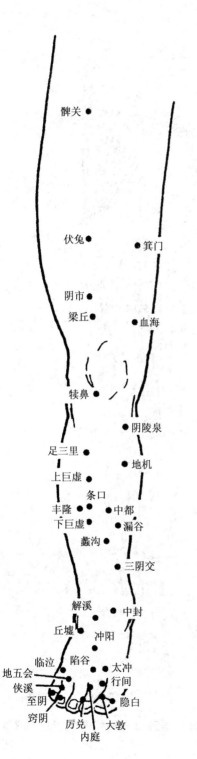

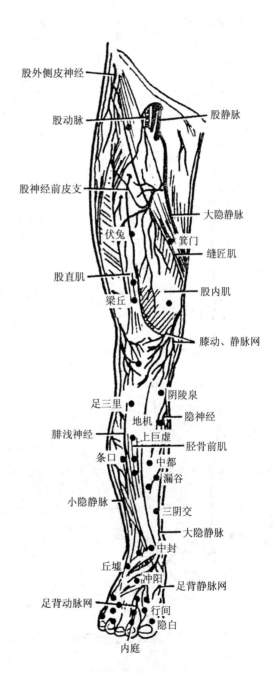

图3-23　下肢前面敏点分布图　　　图3-24　下肢前面敏点与神经等组织关系图

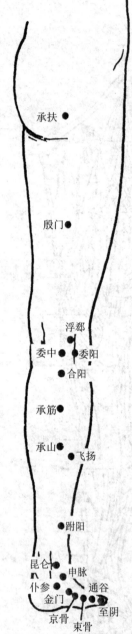

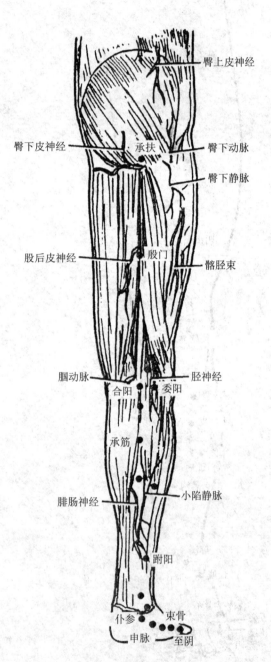

图3-25　下肢背面敏点分布图　　　图3-26　下肢背面敏点与神经等组织关系图

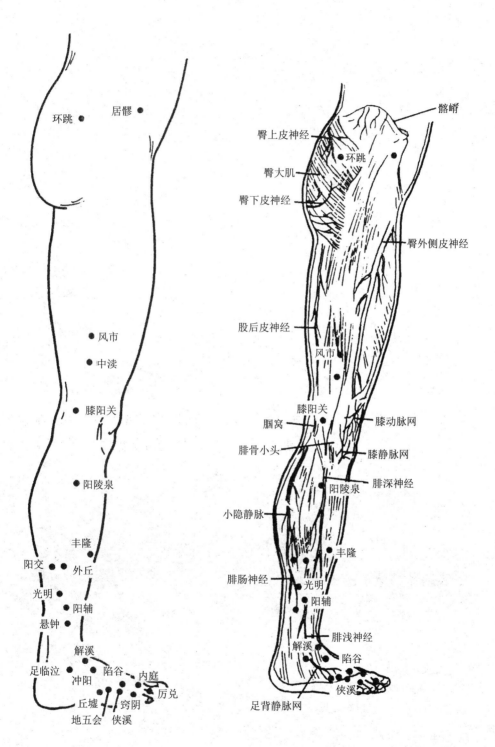

图3-27　下肢侧面敏点分布图　　图3-28　下肢侧面敏点与神经等组织关系图

左图标注（从上到下）：
环跳　居髎　风市　中渎　膝阳关　阳陵泉　丰隆　阳交　外丘　光明　阳辅　悬钟　解溪　足临泣　陷谷　冲阳　内庭　厉兑　窍阴　丘墟　地五会　侠溪

右图标注：
髂嵴　臀上皮神经　环跳　臀大肌　臀下皮神经　臀外侧皮神经　股后皮神经　风市　膝阳关　腘窝　膝动脉网　腓骨小头　膝静脉网　阳陵泉　腓深神经　小隐静脉　丰隆　腓肠神经　光明　阳辅　解溪　腓浅神经　陷谷　侠溪　足背静脉网

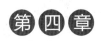

第四章

敏点的针刺技术

"敏点微创医学"，即是用微针在敏点上，刺躯肢深层的"敏感物"治病。刺的越好，疗效就越好。反之，则不然。

针刺技术，看似简单，实际很难，学好更不容易。

医师手中的针，就像画家、书法家手中的笔，只有将其发挥得淋漓尽致，才会出现异乎寻常的效果。

现将我整理、提炼、开发的"针刺技术"，呈献给广大同仁。

注意：使用一次性无菌针灸器具。针刺部位，要用75%的酒精棉球严格消毒。针刺时进入人体的针要保持无菌。

第一节 进针

进针，即是用微针刺躯肢深层的敏感物，其中包括"神、机、经（神经）、筋等。千万要防止刺伤重要脏器和器官。应熟读、牢记《素问·刺禁论》中所描述的禁刺部位。

一、指按定敏点

指按定敏点，是确定针刺部位后，在其范围内用手指按压，寻找敏点。

按压时，拇指伸直或首节弯曲，用中等力量向下按压。如果敏感物的位置较浅，按压时可伴推、揉动作。如指下按到索条状物，患者有酸、麻、胀等感觉，可将针刺在其上。

中国古代医学家们常用指按定敏点。《灵枢·背腧》曰："则欲得而验之，按其处，应在中而痛解，乃其俞也。"《灵枢·卫气》曰："取此者，用毫针，必先按而在久，应于手，乃刺而予之。"《灵枢·五邪》曰："以手疾按之，快然，乃刺之。"即是部分佐证。

这个方法和经验，历代医学家不断传承、弘扬。直到现在，有经验的医生仍然应用。该法越用越灵，如果能熟悉掌握，可较快刺中"敏感物"，从而提高疗效。

二、针刺"敏感物"

针刺"敏感物"很难。难的不是技术，而是认识。特别在古代，更是如此。现在明确了针刺的"敏感物"，就是位于躯肢的神、机、经、神经、筋等。这几种名称，实为现代医学中描述的"躯肢神经"，只是不同时代的叫法不同而已。

针刺"敏感物"，首先要紧握针柄，垂直刺入。《灵枢·九针十二原》曰："持针之道，坚者为宝。正指直刺，无针左右。"即是佐证。如能快速将针刺入皮下，可大大减轻患者的疼痛。在针刺入皮下后，一手持针，另一手扶针，将针推进刺入"敏感物"。《灵枢·小针解》曰："右主推之，左持而御之者。"即是佐证。

如果没有刺中，将针提到浅层，微改角度再刺，直到刺中。《灵枢·九针十二原》曰："刺之微，在速迟。"即是佐证。以上讲的仅是古人用的基本方法。实际中刺"敏感物"不单纯是刺法，而是对"敏感物"全面认识的综合考量。只有清楚被刺物的名称、结构特征、具体分布的位置和深浅，才能有的放矢。懂得这些知识，还要具有针刺技术。一般称的针刺技术，实际是针刺艺术。针刺一秒钟，苦练十年功。认真学，好好练，要坚持不懈。

三、气至为刺中

我研究发现，"气至"的出现，是刺中"敏感物"的证据。因"节之交，三百六十五会"即是指髓旁的"节"（细丝）交叉后，在躯肢形成了三百六十五个会。只要将针刺在其上，即可出现明显的"气至"。《素问·针解》曰："经气已至，慎守勿失。"即是说"经"一旦被刺中，即可出现"气至"，应该守住，不要失去。《灵枢·经筋》曰："以知为数。"即是说针刺的次数，以患者知道为数。《灵枢·九针十二原》曰："刺之而气不至，无问其数；刺之而气至，乃去之，勿复针。"即是说在针刺时，只要不出现"气至"，就要一直刺。一旦出现"气至"，就不要刺了，马上起针。以上即是部分佐证。

针刺入后立刻能出现最适度的"气至"才是高手。熟能生巧，越刺越好。

四、迎随可调整

刺"敏感物"的最高境界，是获得最佳适度的"气至"（此时患者"气至"比较明显，但又能忍受），因为只有最佳适度的"气至"，才会出现最好的疗效。有时，初次不能获得满意的"气至"，不是不足，就是过强。即要通过针的"迎""随"，调整"气至"的程度。这是中国古代医学家们通过几千年的临床实践和研究所获得的宝贵经验。

遗憾的是后代医学家们对原文解读有偏误，使其真意一直尘封在经典医籍中。《灵枢·九针十二原》曰："往者为逆，来者为顺，明知逆顺，正行无问。逆而夺之，恶得无虚？追而济之，恶得无实？迎之随之，以意和之，针道毕矣。"这段经文出现后，曾有多种解读。其中《灵枢·小针解》曰："往者为逆者，言气之虚而小，小者逆也。来者为顺者，言形气之平，平者顺也。明知逆顺，正行无问者，言知所取之处也。迎而夺之者，泻也。追而济之者，补也。"①

　　其对《小针解》解读的偏误，使原文失去了真意。

　　根据我的研究证明，"往者为逆，来者为顺。明知逆顺，正行无问。"即是描述针刺"神、机"时，"气至"来为顺，"气至"去为逆。知道逆顺之意，就大胆去刺，不要再问了。"逆而夺之，恶得无虚？追而济之，恶得无实？"即是说，针往后迎，还能不虚？针往进推，还能不实？"迎之随之，以意和之。针道毕矣"，即是说通过针的迎、随，任意调整"气至"的程度。针刺之道就是这些。

　　中国古代医学家们早在几千年前，不仅知道用微针刺"神、机，"治病，而且知道用"迎、随"的方法，使"气至"调整到最佳适度，以获得较好疗效。这个理念和技术，不要说在上古时期，就是在几千年后医学高度发达的今天，仍然是一枝独秀，绚丽夺目。这在医学史中是一绝！这个技术和经验好得很，越学越知道其中的奥妙，越用越能提高疗效。

　　以上我讲的四个步骤。有经验的医师，可将其运用得浑然一体，收放自如，快如闪电，一气呵成。

---

① 南京中医学院中医系.黄帝内经灵枢译释.上海：上海科学技术出版社，1986。

第二节 留针

留针是为了提高疗效，在中国古代即有留针和不留针。

一、不留针

不留针，就是针刺出现"气至"即出针。《灵枢·九针十二原》曰："刺之而气至，乃去之，勿复针。"即是佐证。现在临床仍然有不留针的，多用于小孩或在针刺后症状已消失的患者。

二、留针

留针在临床常用，目的是为了提高疗效。一般留针10~20分钟，少数人可留30分钟。在留针期间，隔10~15分钟再捻动针柄或叩击针柄，如针尖还在"经"上，患者即可出现酸、麻、胀等感觉。如果患者没有任何感觉，即证明针尖已离开"经"。此时，将针微往上提，微改方向再刺，直到出现"气至"。

第三节 起 针

一般针灸医籍记载，捻转缓慢起针，按压片刻（少许）。

本人认为，每一个针都要捻转缓慢起针，大可不必，除重要部位、特殊刺法外，有些即可快速起针。因起针后有无明显出血，与起针的速度无关，由进针时是否刺破血管而决定。如果没有刺破血管，快速起针也不会引起出血。如果刺破了血管，起针慢也要出血，因出凝血时间是1分钟。

起针后按压片刻（少许），说的不具体。由此，使一些人在起针后按一下抬起手看看，如有出血再按一下。反复按压，直至出血停止。

在临床起针时，应分微出血和明显出血。

微出血，即是在进针时仅刺破了微小血管，起针后在针孔处仅有绿豆大小的出血点，此时可用棉球按压2～4秒钟，抬起手看看，无出血即可停止。

明显出血，即是在进针时刺破了较大的血管。起针时，在针孔处出血点似黄豆大或向其他方向流动。此时，应用手中的棉球紧按40秒钟，抬手后无出血即停止。如仍有出血，再按压10～20秒钟。

如起针后，针孔处没有出血，按一下再看看，如仍无出血就停止。

针道

——敏点微创医学探源——

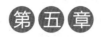

第五章

敏点的选取方法与治疗原则

选敏点治病，看似简单，实际很难。

中国古代医学家们，探索了几千年，应用了几千年，演变了几千年，积累了很多经验，也总结出很多规律。有经验的针灸学家，确诊后立刻选出3～5个最佳敏点，针刺其上出现"气至"，即可获得疗效。这些经验很多是古人一代一代传承下来的。

为什么要选这些敏点？这些敏点为什么能治病？说法和认定就不同了。

我研究发现，中国古代医学家们总结的经验和规律，概括起来讲，是根据人体的节段来选敏点，简称"据节选敏点"。现论述于后。

有关人体的"节段"，在经典医籍中有很多描述，因后代医学家们错解原文，使其真意一直尘封在经文中。很多情况已在"脑神筋（经）系统"中论述过，现再简述于后。

《灵枢·经脉》曰："精成而脑髓生。"即是说脊髓和脑的胚胎已形成，此时脊髓各节段的胚胎已形成。《素问·五脏生成》曰："诸髓者，皆属于脑。"即是说髓的诸节段皆属于脑。"节之交三百六十五会"即是位于髓旁的"节"通过交叉形成了三百六十五个会。《灵枢·九针十二原》曰："黄帝曰：愿闻五脏六腑所出之处。岐伯曰：节之交，三百六十五会……所言节者，神气之所游行出入也，非皮肉筋骨也。"即是说，五脏六腑之气，皆出于髓旁的"节"。以上论述，使人体的节段基本形成了框架。

古代医学家们还将人体分为头、胸、腹、下肢四个节段。《灵枢·卫气》曰："胸气有街，腹气有街，头气有街，胫气有街。"《灵枢·海论》曰："人有髓海，有血海，有气海，有水谷之海。"即是佐证。

除此之外，还有以"背俞"分节段的。《灵枢·背腧》曰："胸中大俞在杼骨之端，肺俞在三焦之间，心俞在五焦之间，膈俞在七焦之间，肝俞在九焦之间，脾俞在十一焦之间，肾俞在十四焦之间。"每个"背俞"距脊正中仅3.54cm。"背俞"出现后，历代医学家不断传承、弘扬，《针灸甲乙经》中"背俞"已发展到16对，到《针灸资生经》中"背俞"已增加到20对。这就是中国古代医学家们，研究人体节段性支配内脏的巨大成果。上述所论，只是以脊椎为中心按上下分的节段。

如果分节段论述可能会更加清楚。如"胸中大俞"（大杼）在第1胸椎棘突下，"肺俞"在第3胸椎棘突下，"心俞"在第5胸椎棘突下，中线各旁开3.54cm。这是几千年前中国古代医学家们，发现和运用其治疗肺、心疾病的敏点。"胸中大俞"更有意义，因其不仅能治疗肺、心疾病，还可治疗颈、肩、背、胸的部分疾病。后来，还证明肺俞、心俞均可治疗肺、心疾病。其实，这些就是研究肺、心节段性支配的成果。

现代医学中，胸1~5交感神经的交叉网络，共同支配肺、心。详见解剖图（图5-1、图5-2）。

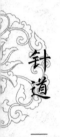

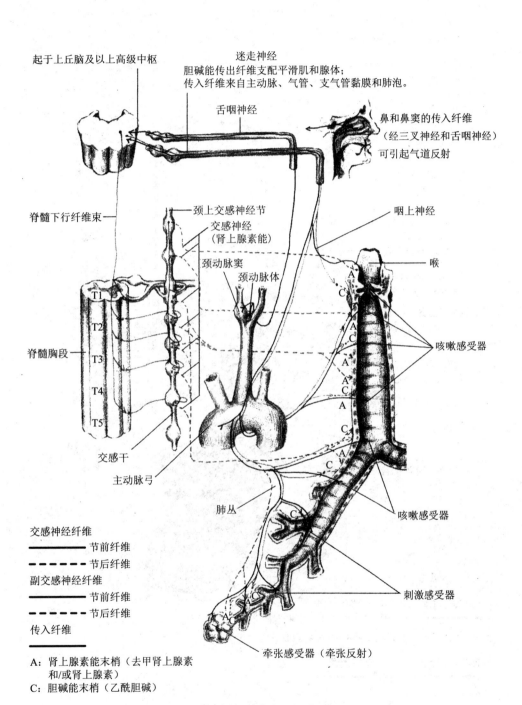

起于上丘脑及以上高级中枢

迷走神经
胆碱能传出纤维支配平滑肌和腺体;
传入纤维来自主动脉、气管、支气管黏膜和肺泡。

舌咽神经

鼻和鼻窦的传入纤维
(经三叉神经和舌咽神经)
可引起气道反射

脊髓下行纤维束

颈上交感神经节
交感神经
(肾上腺素能)
颈动脉窦
颈动脉体

咽上神经

喉

咳嗽感受器

脊髓胸段

T1
T2
T3
T4
T5

交感干

主动脉弓

肺丛

咳嗽感受器

刺激感受器

牵张感受器(牵张反射)

交感神经纤维
——————— 节前纤维
- - - - - - - 节后纤维
副交感神经纤维
——————— 节前纤维
- - - - - - - 节后纤维
传入纤维
———————

A:肾上腺素能末梢(去甲肾上腺素
和/或肾上腺素)
C:胆碱能末梢(乙酰胆碱)

图5-1 气管、支气管树的神经支配

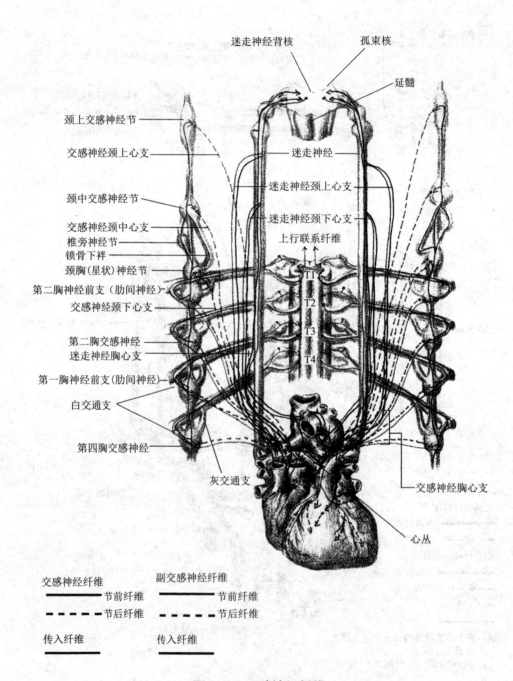

迷走神经背核　　　　孤束核

延髓

颈上交感神经节

交感神经颈上心支　　　　迷走神经

迷走神经颈上心支

颈中交感神经节

迷走神经颈下心支

交感神经颈中心支
椎旁神经节　　　　　　上行联系纤维
锁骨下祥
颈胸(星状)神经节　　　　T1
第二胸神经前支（肋间神经）
交感神经颈下心支　　　　T2

第二胸交感神经　　　　　T3
迷走神经胸心支
　　　　　　　　　　　　T4
第一胸神经前支(肋间神经)

白交通支

第四胸交感神经

灰交通支　　　　　　　　交感神经胸心支

心丛

交感神经纤维　　　　　副交感神经纤维

———— 节前纤维　　　———— 节前纤维

- - - - 节后纤维　　　- - - - 节后纤维

════ 传入纤维　　　════ 传入纤维

图5-2　心脏神经纤维

从图5-1、图5-2中可见，交感神经支配肺、心的状况。

真奇妙！现代医学中描述的交感神经支配肺、心的状况，竟然和中国古代医学家们早在几千年前记载描述的类同或相似。

再查查，胸1～5节段内的每个敏点，都有治疗肺、心疾病的功能。

在临床如果确诊为肺、心疾病，选大杼、肺俞、心俞、膻中、巨阙，或在胸1～5节段范围内按压出现明显反应的敏点，进行针刺，即可获得疗效。这就是据节选敏点治病的典型例子。

肝俞在第9胸椎棘突下，胆俞在第10胸椎棘突下，各旁开3.54cm。将针刺入肝俞、胆俞，即可治疗肝、胆疾病。

这就是中国古代医学家们在支配肝、胆体节的敏点针刺以治疗肝、胆疾病。再看位于胸7～10节段范围内的敏点，都有治疗肝、胆疾病的功能。现代医学研究证明，支配肝、胆的交感神经，分布在胸7～10节段间，详见图5-3。

由此而知，中国古代医学家们运用肝俞、胆俞治疗肝、胆疾病，其选择敏点的范围也就是交感神经支配肝、胆的范围。

再往下，脾俞、胃俞、肾俞、大肠俞、小肠俞、膀胱俞等，分别治疗相关脏器的疾病，皆属同理。详见图5-4～图5-7。

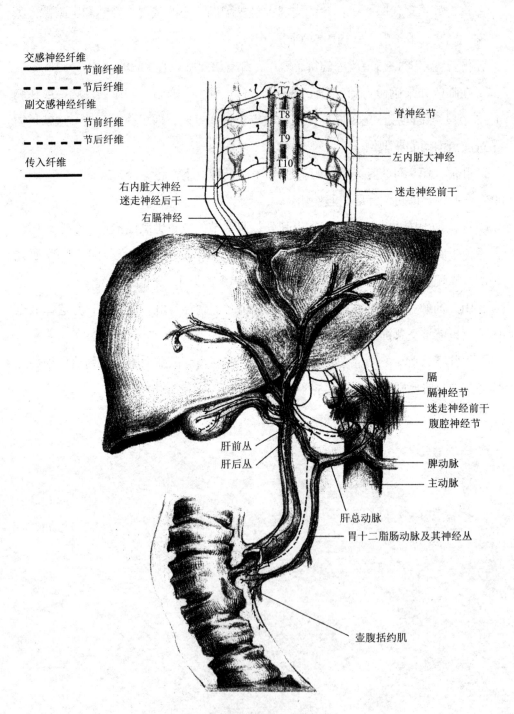

交感神经纤维
————————— 节前纤维
- - - - - - - 节后纤维
副交感神经纤维
————————— 节前纤维
- - - - - - - 节后纤维
传入纤维
—————————

T7
T8
T9
T10

脊神经节
左内脏大神经
迷走神经前干

右内脏大神经
迷走神经后干
右膈神经

膈
膈神经节
迷走神经前干
腹腔神经节

肝前丛
肝后丛

脾动脉
主动脉

肝总动脉
胃十二脂肠动脉及其神经丛

壶腹括约肌

图5-3 肝和胆管的神经支配

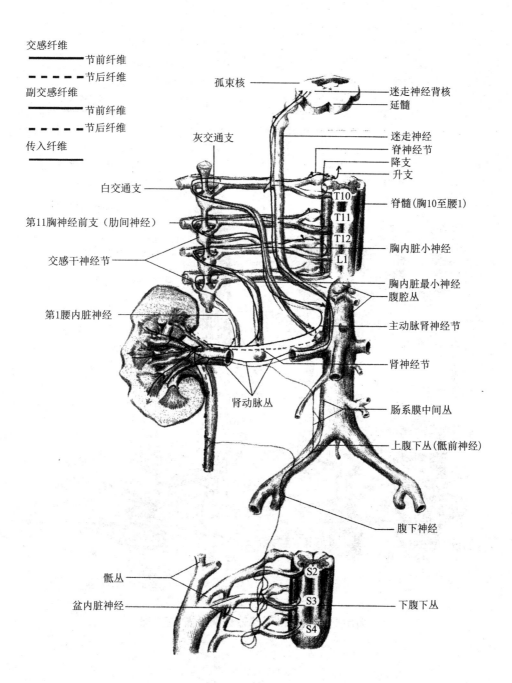

交感纤维
————— 节前纤维
- - - - - 节后纤维
副交感纤维
————— 节前纤维
- - - - - 节后纤维
传入纤维
—————

孤束核
迷走神经背核
延髓
迷走神经
脊神经节
降支
升支
灰交通支
白交通支
脊髓(胸10至腰1)
T10
T11
T12
L1
第11胸神经前支（肋间神经）
交感干神经节
胸内脏小神经
第1腰内脏神经
胸内脏最小神经
腹腔丛
主动脉肾神经节
肾神经节
肾动脉丛
肠系膜中间丛
上腹下丛(骶前神经)
腹下神经
骶丛
盆内脏神经
S2
S3
S4
下腹下丛

图5-4　肾脏和上部输尿管的神经支配

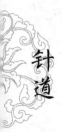

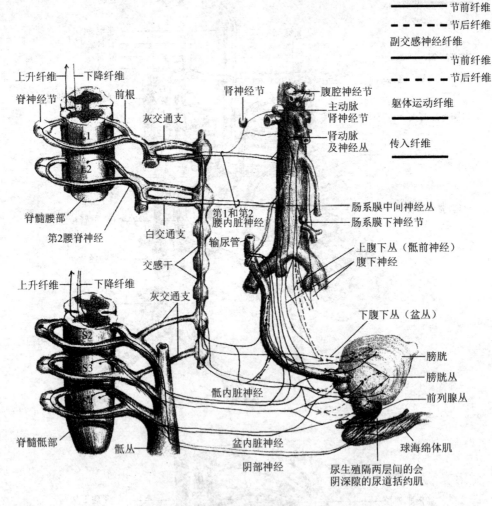

图5-5 膀胱和下部输尿管的神经支配

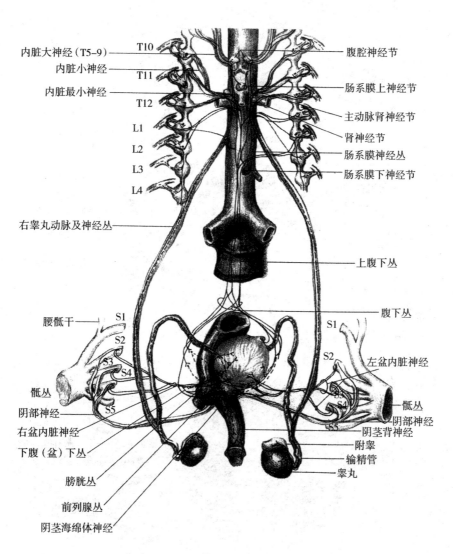

内脏大神经（T5-9）　T10
内脏小神经　T11
内脏最小神经　T12
　　　　　　　L1
　　　　　　　L2
　　　　　　　L3
　　　　　　　L4

腹腔神经节
肠系膜上神经节
主动脉肾神经节
肾神经节
肠系膜神经丛
肠系膜下神经节

右睾丸动脉及神经丛

上腹下丛

腰骶干　S1
　　　　S2
　　　　S3
　　　　S4
骶丛
阴部神经　S5
右盆内脏神经
下腹（盆）下丛

腹下丛
S1
S2　左盆内脏神经
S3
S4　骶丛
S5　阴部神经
阴茎背神经
附睾
输精管
睾丸

膀胱丛
前列腺丛
阴茎海绵体神经

图5-6　男性生殖器官的神经支配

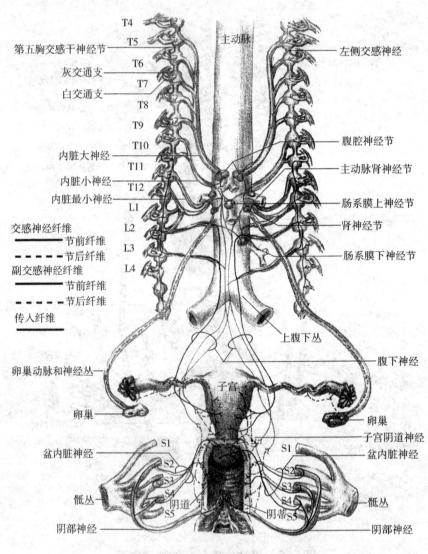

针道

敏点微创医学探源

T4
T5 第五胸交感干神经节
灰交通支 T6
白交通支 T7
T8
T9
T10 内脏大神经
T11 内脏小神经
T12 内脏最小神经
L1
L2 交感神经纤维
━━━━ 节前纤维
L3 ┅┅┅ 节后纤维
L4 副交感神经纤维
━━━━ 节前纤维
┅┅┅ 节后纤维
传入纤维
━━━━

主动脉
左侧交感神经

腹腔神经节
主动脉肾神经节
肠系膜上神经节
肾神经节
肠系膜下神经节

上腹下丛
腹下神经

卵巢动脉和神经丛
卵巢
子宫
卵巢
子宫阴道神经

S1 盆内脏神经
S2 盆内脏神经
S3
S4 骶丛
S5 阴道 阴蒂
阴部神经

S1
S2
S3
S4 骶丛
S5
阴部神经

图5-7 女性生殖器官的神经支配

222

换个说法，从疾病的角度来讲，也可证明是据节段选敏点。

如耳部疾病，有效的敏点多达20多个，但在临床使用频律最高的敏点是耳门、听宫、听会，眼部的疾病常选四白、睛明、鱼腰，鼻部的疾病常选迎香、素髎。为什么这些疾病要选这些敏点呢？因为这些疾病和敏点，皆属相同或邻近节段。《针灸资生经》总结了治疗200多种病症的敏点，看一看可能有收益。

据人体节段选敏点，实际就是据脊神经节段选敏点。因现代医学中描述的自主神经支配内脏的规律，与中国古代医学描述的人体节段支配的范围大体一致。

实际上，中国古代的针灸学家就是伟大的神经学家。几千年的针刺治病，就是针刺躯肢神经治病。下边我讲一些例子来说明。

患者拇指和食指瘫痪了，不能捏合，针刺"合谷"部位即能治愈，特命名为"合谷"。现代医学研究证明，桡神经的分支通过"合谷"处，分别支配拇指、食指。其兴奋使相关肌肉收缩，故拇指和食指能捏合。但中国古代针灸学没有记载桡神经的名称和功能，只记载了针刺"合谷"，能使拇指和食指捏合。这就是中国古代针灸学家和现代神经学家，在不同年代，用不同方法，从不同角度，研究同一种物质——神经的最好例证。

上肢瘫痪了，肘不能曲，针刺"曲池"部位，能使其恢复，特称"曲池"。理同"合谷"。

针灸学中没有"面神经"这个词，但有面瘫、口眼㖞斜，并且知道针刺鱼腰、四白、下关、大迎、人中、地仓、承浆来治疗。中国针灸学用这个方法治疗面瘫已有几千年的历史，到现在疗效依然独一无二。其神奇和奥妙之处，就是针刺面神经的不同点位以治疗面神经麻痹。患者面瘫后，因口眼㖞斜不能见人，在"大迎"处针刺，能使口眼㖞斜恢复正常，能正常去迎接客人，特称"大迎"。"大迎"就是颊神经的出孔处。这就是中国针灸学的习惯表述和文化。不懂这些，就什么也懂不了。

人体最大的神经是坐骨神经，在中国针灸学中没有这个名称，但有治疗坐骨神经痛的"秩边、环跳、承扶、殷门、风市、委中、委阳、阳陵泉、合阳、承筋、承山、飞扬等20多个敏点，分别治疗不同部位的疼痛。中国古代医学家们探索了几千年，研究了几千年，应用了几千年，祖祖辈辈都用这些敏点治疗坐骨神经痛。时至今日，其疗效仍然独一无二。

能读懂这些敏点的名称，就能体会到我说的意思了。

"秩边"，该名称是根据其对下肢的某些病有显著疗效而定的。因"秩"指秩序，"边"指边缘。"秩边"即是有秩序地在边缘行走、奔跑。针刺该部位能使下肢的疼痛消失，肌力恢复，能有秩序地在边缘行走、奔跑，特命名为"秩边"。

"环跳"，环指环曲；跳指跳跃。"环跳"即指转圈跳跃。因针刺该部位，能使下肢疼痛消失，使运动功能恢复，患者不仅能行走，而且能转圈跳跃，特命名为"环跳"。

"承山"，承指承受。"承山"是指能承受山。意思是下肢的肌力很大。患者因下肢疼痛、运动障碍，不能站立、行走，针刺该部位后，能使疼痛消失，肌力恢复，特命名"承山"。

"飞扬"，即扬步如飞。因下肢疼痛，不能站立和行走，针刺该部位后，患者能站立、行走、奔跑自如，特命名为"飞扬"。

以上我只是举例说明，很多敏点的名称都有深刻含义。

这些敏点为什么能有如此神奇的疗效？就是因为它们都分布在坐骨神经的不同点位。

现代医学研究发现了坐骨神经的分布和功能，而中国古代医学家们，早在几千年前就发现了治疗坐骨神经病痛的20多个敏点。在几千年后的今天，针刺治疗坐骨神经痛的疗效，仍然是一枝独秀。

以上我讲的这些内容和例子，可能只是经典医籍中描述的冰山一角、沧海一粟。尽管如此，已能证明中国古代针灸家们据人体节段选敏点的深度和广度。

据人体节段选敏点好得很，其充满了中国古代医学家们的智慧和成就。越学越感到其奥妙无穷，越用越知道其疗效神奇。

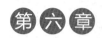

第六章

悟"气至"

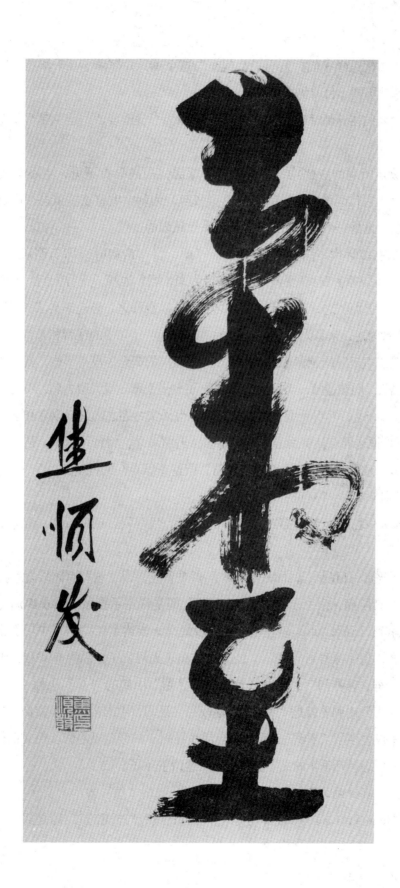

健顺发

中国古代医学家们，发明了"气至"这个词，并探索了几千年，应用了几千年。因解读不同，目前仍有争议。

医学家们在针刺时期盼出现"气至"，因为一旦出现"气至"常可获得较好的疗效。

在敏点所刺的敏感物，位于体表的深层，用肉眼看不见，更不知道是否刺中。聪明的古代医学家们，就以出现"气至"为刺中敏感物的依据。这是一个探索的过程，也是一个实践的过程，更是一个认识的过程。

早在上古时代，医学家们在针刺"神、机"治病时，即有明确标准。《灵枢·九针十二原》曰："往者为逆，来者为顺，明知逆顺，正行无问。逆而夺之，恶得无虚？追而济之，恶得无实？迎之随之，以意和之，针道毕矣。"即使佐证。

"往者为逆，来者为顺，明知逆顺，正行无问"，句中的往者和来者，实指在针刺时出现"气至"的逆和来。因在当时"气至"的概念还没有形成，就用"往"和"来"形容。"明知逆顺，正行无问"，即是说知道逆顺，就大胆去刺，不要再问了。

"逆而夺之，恶得无虚？追而济之，恶得无实？迎之随之，以意和之，针道毕矣"，即是说逆而夺使针后迎，还能不虚？追而济之，将针往内推，还能不实？迎之随之，以意和之，即是说将针迎和随，调整"气至"的程度。

"针道毕矣"，即是说针道就是这些。

《针灸甲乙经·针道第四》曰："形乎形，目冥冥。扪其所痛，索之于经，慧然在前。"

"形乎形，目冥冥"，即是说"形"很难看见，因"冥"有闭眼之意。

"扪其所痛，索之于经，慧然在前"，即是说用手指按能出现疼痛，用手指按能探索到"经"，"形"就在眼前。这段经文，表述了在"形"中用手指按压能出现疼痛，也能探索到"经"。"经"字的出现太可贵了。因为有"粗守形，上守神；神乎神，客在门"之论述。其证明在"形"中刺的"神"也称"经"。或者说，在"形"中刺的就是"神经"。这段经文证明，中国古代医学家们，早在上古时期，不仅发现了"神经"，而且还会用微针刺"神经"以治病。经文记载的是事实，更是历史。几千年的文字会说话，谁也改变不了。

后来，在针刺时患者突然出现异常感觉，则用"气"表示。

《灵枢·行针》曰："或神动而气先针行，或气与针相逢。"即是部分佐证。

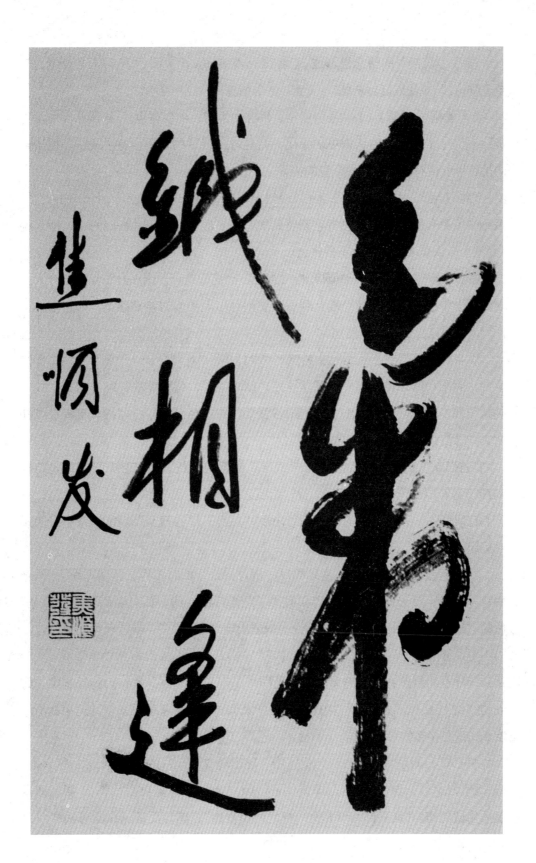

诚相逢

性顺发

往后，"气至"的概念已形成。《素问·六节脏象论》曰："所谓求其至者，气至之时也。"即使佐证。从此，"气至"这个词流传、应用至今。

《素问·针解》曰："经气已至，慎守勿失者，勿变更也。"这段原文非常可贵。不仅对"气至"的认识更加深化，而且对"经"的认识也有了飞跃。但遗憾的是后世解读有误，影响了真意的传承。

"经气至"，太有价值了。因"经气至"即是将针刺在"经"上出现的"气至"。"气至"就是针刺后患者立刻感到酸、麻、胀、抽等。"慎守勿失"，即是说"经气至"太重要了，千万不要失去。

"经气至"的出现，是中国针刺"神经"治病的铁证。因在几千年后的今天，现代医学中描述的躯肢神经被针刺后，立刻会出现类似的异常感觉。如若不信，任何人都可以尝试，一试便知。

后来，出现了"谷气至"。《灵枢·终始》曰："凡刺之属，三刺至谷气，邪僻妄合，阴阳易居，逆顺相反，沉浮异处，四时不得，稽留淫泆，须针而去。故一刺则阳邪出，再刺则阴邪出，三刺则谷气至，谷气至而止。所谓谷气至者，已补而实，已泻而虚，故已知谷气至也。"

"谷气至"的出现，标志着对"气至"认识的飞跃。因"谷气至"即是将针刺在"谷"中出现的"气至"。"谷"指肌肉之间的"溪"和"谷"。意思是，将针刺在肌肉的"溪、谷"之处，即可出现"气至"。"谷气至"就能治疗全身的疑难病症。

"邪僻妄合，阴阳易居，逆顺相反，沉浮异处，四时不得，稽留淫泆"，作者用这六句话，二十四个字，形容和概述了所治疗的疾病，而且明确了"谷气至"后的"已补而实，已泻而虚"。这说明只要出现"谷气至"，就能获得明显疗效。再不要说补虚证、泻实证了。

为什么将针刺在肌肉的溪、谷之处即可出现"谷气至"呢？因为针刺中了此处的"经"（或称"神经"）。中国古代医学家们早在几千年前就发现并运用其治疗疾病，这是多么的可贵呀！

"气穴"，即是将针刺在"穴位"中，能出现"气至"的点。《素问·气穴论》曰："气穴之处，游针之居。"即是佐证。因"游针"即是自由行针。"居"即是最后居留的点。"凡三百六十五穴，针之所由行也"，即是反证。由此可知"气穴

针道
——敏点微创医学探源——

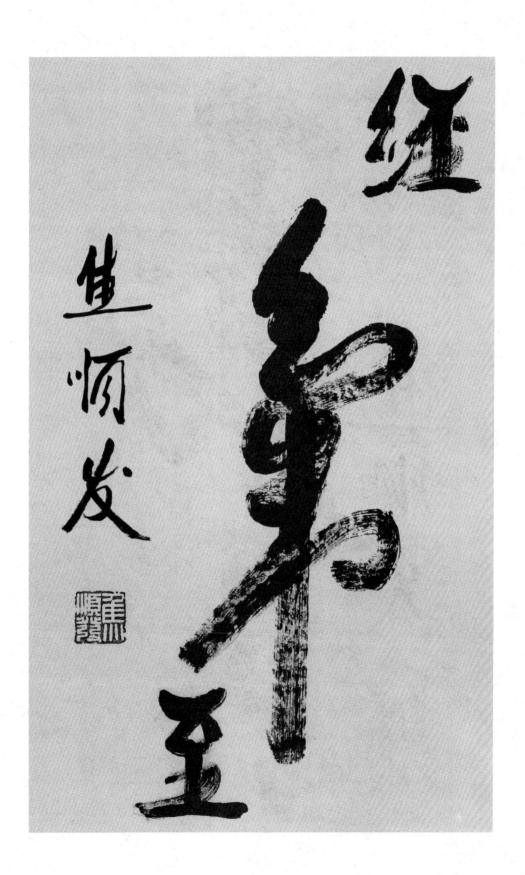

焦顺发

经气至

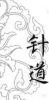

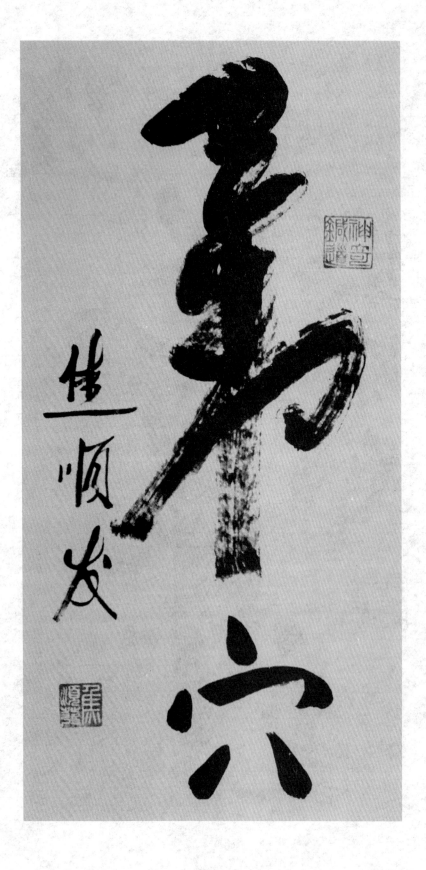

之处"就是被针刺的"经"（或称"神经"）。因为只有将针刺在"经"或"神经"上，才能出现"气至"。

后来，"气至"这个词，被广泛使用，而且还出现了类同之词。《灵枢·热病》曰："气下乃止。"《灵枢·终始》曰："气和乃止……气调而止。"即是部分佐证。这些经文中有"乃止、而止"，其要求出现"气至"就出针。这也是对"气至"认识的深化。因其知道，一旦出现"气至"就能获得明显疗效。

《灵枢·九针十二原》曰："刺之而气不至，无问其数；刺之而气至，乃去之，勿复针……刺之要，气至而有效。效之信，若风之吹云，明乎若见苍天，刺之道毕矣。"即使佐证。

经文中不仅论述了，在针刺时必须出现"气至"，而且描述了出现"气至"后获得的疗效，如同风吹乌云散，立刻见苍天。早在几千年之前，世界上有哪一种治病方法的疗效能有这么好、这么快？

历代医学家们，对"气至"越用则体会越深，越用则感悟越多。

《标幽赋》曰："轻、滑、慢而未来，沉、涩、紧而已至。"其意即是，在针刺时，医师的手感到针尖处轻、滑、慢，就是气还未至；若感到针尖处突然变得沉、涩、紧，就是已经"气至"。经文没有描述原因，只有结果。为什么会出现这些结果呢？因为将针刺在"经"（或"神经"）上，其受到刺激，致使被支配的肌肉突然兴奋，产生明显的收缩，作用于针尖处，使阻力增加，这时持针的手感到针尖处突然变得沉、涩、紧。

《针灸大成》曰："凡刺浅深，惊针则止。"即是说，不管针刺的深浅，只要惊动针就停止。惊动针，即是说刺中"经"或"神经"产生兴奋，使支配的肌肉突然收缩，而惊动了针。

"气至"是个简单而普通的词，中国古代医学家们，探索了几千年，论述了几千年，应用了几千年。直到今天，当代医学家们，仍然期盼"气至"，因为获得"气至"后，便能出现较好的疗效。

我认真研究后发现，中国历代医学家们所描述"气至"的种种现象，皆是刺中躯肢周围神经后出现的异常反应。

为什么将针刺在躯肢周围神经上会立刻出现明显异常感觉和运动反应呢？因为位于躯肢的周围神经是感觉和运动的混合神经（除面神经和三叉神经外），其传入多种感觉信息和传出运动信息，当针刺入后，神经立刻将针刺的信息，分别传递到脑和所支配的肌肉，即突然出现酸、麻、胀等异常感觉和相关肌肉收缩产生的运动反应。因肌肉收缩，持针的手能感到沉、涩、紧等感觉。

为什么将针刺在躯肢周围神经后，能获得快而好的疗效呢？这是一个奇妙而有趣的话题，《灵枢·九针十二原》曰："调其血气，营其逆顺出入之会。"其意即是说针刺后可以调节病损部位的血流量和氧气的含量，营养传递出入信息的"神、机、经、神经、筋"等物质。

以下我用现代汉语和现代医学知识尝试解读这个问题。

人类的皮肤有复杂的感觉功能，皮肤触碰到物体后，将皮肤感受器探知的信息，通过其神经传递到大脑，进行分析、处理。而将针直接刺在传导感觉信息的神经上，立刻产生巨大的反应，迅速出现明显的酸、麻、胀、痛等异常感觉。此时人脑接收到的是巨大的伤害性的刺激，并立刻使血管扩张、血流加快、白细胞增加等应急处理，使其恢复新常态。这是一个非常复杂的过程，从病理损害的角度比较容易说清楚。临床出现的体征和症状，是相关器官和（或）组织出现的病理改变而决定的。病损后，病变区的组织坏死，或因缺血、缺氧而失去功能等特殊状态。将针刺在相关的周围神经上，可产生强大的异常兴奋，立刻将强烈异常的信息，传递到大脑的相关部位。当即打破了病损区的信息布局和状态，人体迅速处理新乱象。在新的安排和布局的过程中，病损区缺氧和缺血的组织中出现血管扩张，血流量增加，使较多的血液和氧气供给缺血的组织，立即激活缺血和（或）被抑制的组织，使其功能改变或恢复。这个复杂的过程，在几秒、几分钟内即可出现。调整后的新常态，使患者的体征和症状也得到了不同程度的改变。这可能就是"效之信，若风之吹云，明乎若见苍天"的原因吧。

"气至"太可贵了！其像一座丰碑，铭刻着中国针灸学的历史和变迁。

"气至"是一把金钥匙，能打开中国针灸学最大的纠结。

"气至"是一座金桥，能使中国针灸学一举跨入当代的科学世界。

后 记

中国古代医学家们给我们留下了"敏点刺敏感物治病"的宝贵经验。我研究发现，中国古代医学家们所针刺的神、机、经、神经、筋等敏感物，皆指现代医学中描述的躯肢神经。现代医学中描述的"神经系统"，就是针刺治病中的"脑神筋（经）系统"。两者是同一种物质，只是时代不同，表述各异而已。

据此证明，中国古代医学家们早在上古时期即开始针刺躯肢神经治病。几千年前就发现了神经系统的结构组织，后又发现位于脊髓旁的节（细丝），传递出（运动）入（感觉）信息。这是中国针灸经典医籍记载的事实，也是历史。

我们应该认真传承，大力弘扬。

焦顺发

2018年12月25日于美国加州

焦氏头针

课程介绍

头针是打开中医针刺治病殿堂的钥匙。在本课程中，头针创始人焦顺发倾五十余年临床实践与讲学授课经验，系统阐释头针理论基础，并毫无保留地亲授头针基本手法与临床应用，力求将头针这一独立创新、理论独一、疗效显著的绝妙方法原汁原味地传承下去，以期"正传、真传、传承、弘扬"中医针刺治病之道。

课程亮点

独家线上亲传课
焦顺发首次、唯一授权的线上头针亲传课

珍藏纪录片首次公布
拍摄于1976年的影像资料《神奇的针刺麻醉》首次在课程中对外播放

珍贵病例视频分享
全程记录头针的神奇疗效

头针完整课程体系
焦老"理论-诊断-选区-头针术-临床治疗"头针技术倾囊相授

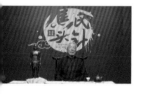 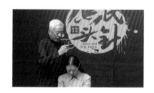 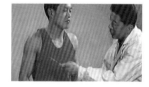 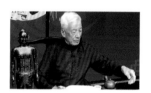

课程价值

头针学习必备课程
头针创始人亲授课程体系科学完备

引导中医思考的宝贵资源
焦老详谈头针开创思路与名医同步思考，构建体系，打通脉络

中医人才培养珍贵素材
50余年临床实践思考与总结
学术理念分享激励崇高价值追求

课程大纲

"法于往古，验于来今"，头针冲破针灸思想桎梏——

焦老从中医针刺治病中吸纳的创新性针灸思维方式，带来针灸全新认知。

神经系统基本知识，夯实头针基石——

立足课程需求，系统讲解神经系统知识，明确头部解剖结构与精细分工，更好认识脑部疾病。

头针刺激区，焦老见解独到——

头针刺激区是头针的核心，选区治病是决定头针治疗脑病疗效的关键因素。

焦老针刺实操演示，焦氏亲传头针班待遇——

焦老亲身演示头针针刺实操，更有焦老临床实践的独门秘诀分享。

近五十年临床经验分享，真正用头针来治病——

从诊断、选区、治疗、疗效四个维度详细讲解头针能治疗的优势病种。

大家情怀，揭开针刺治病之"道"——

八旬医者，奔波于国内外，惟愿破解中医典籍之真意。看焦老先生以一生浮沉说针灸之"道"。

加官方客服微信了解更多

扫码购买课程